PraxisWissen

Menschen mit Borderline begleiten

Psychiatrie Verlag

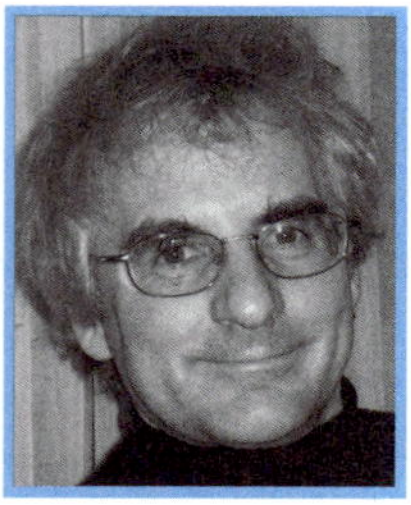

EWALD RAHN, Dr. med., ist Arzt für Nervenheilkunde und Psychotherapeutische Medizin sowie Psychotherapeut. Er arbeitet als leitender Arzt an der Psychiatrie der LWL-Klinik in Warstein und ist dort auch stellvertretender Direktor.

PraxisWissen

Ewald Rahn

Menschen mit Borderline begleiten

Psychiatrie Verlag

Die Reihe **Praxis**Wissen wird herausgegeben von:
Michaela Amering, Ilse Eichenbrenner, Michael Eink, Caroline Gurtner, Klaus Obert, Wulf Rössler und Tobias Teismann

Ewald Rahn
Menschen mit Borderline begleiten
PraxisWissen 3
Neuausgabe 2019
ISBN-Print 978-3-88414-964-5
ISBN-PDF 978-3-88414-965-2
ISBN-ePub 978-3-88414-966-9

Bibliografische Information der Deutschen Nationalbibliothek
Die Deutsche Bibliothek verzeichnet diese Publikation in der Deutschen Nationalbibliografie; detaillierte bibliografische Daten sind im Internet über http://dnb.ddb.de abrufbar.

Lektorat: Uwe Britten, Eisenach
Umschlagkonzeption und -gestaltung: studio goe, Düsseldorf, unter Verwendung eines Fotos von shansekala/iStock.com
Typografiekonzeption und Satz: Iga Bielejec, Nierstein
Druck und Bindung: Westermann Druck Zwickau

Erschreckte Distanz, erstaunte Anziehung – Einleitung

Etwa 80 Prozent der an einer Borderlinestörung leidenden Menschen nehmen kurz- oder langfristig medizinische, therapeutische oder soziale Hilfen in Anspruch. Die meisten suchen von sich aus Hilfe, einige werden aber auch von anderen dazu gedrängt. Dabei ist die Störung sowohl für die Betroffenen als auch für die professionellen Helfer nicht von Anfang an ersichtlich. Akute Krisen, psychische und somatische Begleiterkrankungen, unterschiedliche Belastungssituationen oder zwischenmenschliche Konflikte können Anlässe sein, um sich Hilfe zu suchen.

Besonders irritierend können Begegnungen mit Betroffenen sein, wenn diese bereits über Erfahrungen mit verschiedenen Hilfen verfügen, vor allem wenn es sich um wiederholt negative Erfahrungen handelt. Lange Zeit galt der Umgang mit Borderlinekranken als besonders schwierig. Die Betroffenen galten als unberechenbar und manipulativ. Ihnen ging der Ruf voraus, Grenzen zu überschreiten und Helfer zu »verschleißen«. Gerade Berufsanfänger werden zur Vorsicht gemahnt, unterlegt mit mehr oder weniger dramatischen Geschichten über Selbstverletzungen und Suizidversuchen. Aber gerade wir psychiatrisch Helfende müssen zurückhaltend mit unseren Vorurteilen umgehen.

Viele dieser Vorurteile stammen aus einer Zeit, in der es kaum wirksame Behandlungsmöglichkeiten für diese Störung gab und die Anwendung tradierter therapeutischer Strategien nicht zum Erfolg führte. Viele Einrichtungen wurden weitgehend unvorbereitet mit den mit der Störung verbundenen Problemen konfrontiert. Ein Nährboden für Mythen.

Tatsächlich spielt zu Beginn der Erkrankung die Instabilität in verschiedenen Lebensbereichen eine zentrale Rolle. Dramatische Zuspitzungen sind möglich, die alle Beteiligten unter erheblichen Stress setzen können und deutlich machen: Es geht um heftige Emotionen.

Es ist nicht einfach, sich der seltsamen Faszination zu entziehen, die von diesen Erfahrungen und den damit verbundenen Geschichten ausgeht. Für die Betroffenen und ihre Helfer geht es oft genug um Grenzerfahrungen: Grenzen der Belastbarkeit, der Situationskontrolle unter Stresstoleranz und der Offenheit für zwischenmenschliche Begegnung. Gerade Berufsanfänger und wenig Erfahrene sind somit häufig hin- und hergerissen zwischen erschreckter Distanz und erstaunter Anziehung.

Das Wechselbad der Emotionen und die damit verbundene Widersprüchlichkeit gehören zur Borderlinestörung. Das gilt für die Betroffenen, aber auch für die Helfenden. Wo ist die Grenze der Belastbarkeit und wie weit kann eine menschliche Beziehung strapaziert werden? Wie bei anderen psychischen Störungen weist das Borderlineproblem damit auf Grundfragen des menschlichen Lebens hin. Bei der Borderlinestörung könnten diese Fragen lauten: Wie gehe ich mit inneren Gegensätzen um? Welche Rolle spielen bei mir Gefühle im Umgang mit mir selbst und anderen Menschen? Wie hoch ist meine Stresstoleranz? Die Beschäftigung mit all diesen Fragen kann Angst machen.

Das Ziel dieses Buches ist jedoch, dem Leser nicht Angst, sondern Mut im Umgang mit Borderlinebetroffenen zu machen. Grundlage dafür sind die eigenen langjährigen Erfahrungen. Ich selbst habe in der Arbeit mit diesen Menschen sehr viel gelernt und lerne immer noch, etwa über die Besonderheiten der therapeutischen Beziehung, den Umgang mit eigenen Grenzen, die Rolle des Respekts bei der Arbeit und die Zusammenarbeit in Teams. Ich habe gelernt, dass die oben erwähnten Dramen lediglich die Oberfläche der Störung darstellen. Unter der Oberfläche hingegen werden Menschen sichtbar, die einen hohen

Leidensdruck haben, aber in der überwiegenden Mehrzahl der Fälle gleichzeitig eine hohe Motivation mitbringen, ihre Lebenssituation zu verbessern und zu gesunden. Somit kann aus meiner Erfahrung die Arbeit mit Borderlinekranken sehr positive Auswirkungen auf die eigene professionelle Entwicklung haben und dem Helfer viel Freude bereiten.

Das alles ist aber nicht selbstverständlich. Nötig ist, eine angemessene Haltung zu entwickeln, ein Verständnis für die Krankheit zu bekommen und sich hilfreiche Strategien anzueignen. Sind diese Voraussetzungen erfüllt, ist die Hilfe wirksam und kann Entscheidendes zur Gesundung und zu einer positiven Entwicklung der Betroffenen beitragen. Dieses Buch will einen Beitrag leisten, damit eine solche konstruktive Beziehungsgestaltung mit den Betroffenen gelingt.

Aber es gibt noch andere Gründe für eine intensive Auseinandersetzung mit der Borderlinestörung, denn es geht dabei auch um Verletzungen. Verletzungen, die sich Menschen gegenseitig oder sich selbst zufügen. Unweigerlich stößt man bei dieser Überlegung zur Frage nach Opfer und Täter und damit nach der ethischen Verantwortung des Menschen für und in Beziehungen. Diese ethische Fragestellung hat eine grundlegende Bedeutung für die helfende Beziehung. Hilfe kann fördern, aber auch lähmend wirken. Sie kann erwünscht sein, aber auch auf Ablehnung stoßen. Sie kann den Helfer zufriedenstellen, ihn aber auch an Grenzen führen und demütigen. Damit stoßen wir an die Grenzen der tradierten professionellen Haltungen und Herangehensweisen. Wie wird der Spannungsbogen zwischen Fürsorge und Eigenverantwortung gestaltet? Wer trägt wie Verantwortung für die therapeutische Beziehung? Wer übernimmt in der therapeutischen Beziehung die Kontrolle? Welche Erwartungen an die Mitarbeit des Betroffenen sind notwendig und gerechtfertigt? Welches Rollenverständnis von beiden Seiten ist sinnvoll?

Sicher ist, dass Borderlinekranke weder mit einer paternalistischen noch mit einer umfassend offenen Beziehungsgestaltung zurechtkommen. Sie brauchen beides. Deutlich wird das an Verhaltensweisen wie diesen: Eine Betroffene meldet sich jedes Wochenende in der Klinik und bittet wegen drängender Suizidgedanken um Aufnahme, aber wenige Stunden nach der Aufnahme fordert sie vehement die sofortige Entlassung. Die Suche nach dem richtigen Weg zwischen den beiden Standpunkten muss gemeinsam gesucht und ausgehandelt werden. Das Ergebnis dieser Verhandlung ist die Grundlage für die gemeinsame Arbeit. Ein solches Aushandeln des Beziehungsrahmens kennzeichnet das Verhältnis zu Borderlinepatienten in besonderer Weise. Es ist nicht verwunderlich, dass sich gerade Helfer mit einem positiven Berufsbild oft mit diesem Verhandlungsmodell schwertun, denn es ist nicht einfach, zugewandt und »empathisch« zu bleiben, wenn man sich gleichzeitig vom Patienten angegriffen und abgewertet fühlt. Auch kann es für Helfende einen Konflikt darstellen, sich um den Patienten zu sorgen und gleichzeitig klare Forderungen an ihn zu stellen.

Die Bereitstellung von Informationen, die Vermittlung von Wissen und Erfahrungen sowie die Darstellung möglicher Umgangsformen erhöhen die Sicherheit in der Beziehung mit den betroffenen Menschen. Sicherheit ist aber nur ein Aspekt professionellen Umgangs. Ebenso bedeutsam ist die generelle Offenheit für neue Erfahrungen, eine hohe Flexibilität bei der Bewältigung von Problemen und Krisen sowie eine von Optimismus getragene Gelassenheit bei der Gestaltung von Beziehung. Daher soll das Buch neugierig auf den Umgang mit Borderlinepatienten machen und gleichzeitig Achtung und Respekt den betroffenen Menschen gegenüber herstellen.

Eine Grundlage von Hilfe ist es, die Hoffnung und die Überzeugung zu haben, einen positiven Beitrag zur Lösung von Problemen leisten zu können. Oft genug müssen dazu eigene Ängste, Unsicherheiten und Vorbehalte überwunden werden. Auch hierzu soll das Buch einen Beitrag leisten und Zuversicht vermitteln.

Ewald Rahn

Spannungsfelder im Verlauf der Beziehungsgestaltung

Erste Begegnungen

Persönlichkeitsstörungen insgesamt haben Auswirkungen auf das gesamte zwischenmenschliche Verhalten. Deswegen bildet sich eine Persönlichkeitsstörung in den Begegnungen zu anderen Menschen ab, selbstverständlich auch zu Helferinnen und Helfern.

ANFANG Die erste Begegnung hat oft einen entscheidenden Einfluss auf die weitere Beziehungsgestaltung. Im professionellen Kontext dient die erste Begegnung oft der Informationssammlung, sie ist aber auch Beginn einer Gestaltung der »therapeutischen« Beziehung. Natürlich findet der erste Kontakt nicht in einem »luftleeren Raum« statt. Alle Teilnehmenden der Begegnung haben einen sozialen Referenzraum. Sie verfügen über mehr oder weniger umfangreiche Vorinformationen, Vorerfahrungen, aber auch über Vorurteile. Die Interaktion ist sehr davon abhängig, ob die Borderlinediagnose bereits im Vorfeld formuliert worden ist und wie der Betroffene zu dieser Diagnose steht.

Viele Fragen sind natürlich bei der ersten Begegnung noch ungeklärt, etwa die Gründe für den Kontakt und die dahinterliegenden Motive. Auch bleiben andere beteiligte Personen und deren Erwartungen zunächst im Hintergrund. Die Interaktion erfolgt über mehrere »Kanäle«. Zusätzlich zur Erzählung erschließen sich viele Informationen szenisch, etwa wie offen die Interaktionspartner sind und auf welchem Stressniveau sich das Gespräch bewegt. Die erste Begegnung ist vielfach geprägt von Hypothesen über den jeweils anderen und über die Güte des Kontakts.

Bei Borderlinekranken spielt zusätzlich eine Rolle, in welchem

»Modus« sich der Betroffene gerade befindet. Unter Modus wird verstanden, welche inneren Schemata (Handlungsbereitschaften) gegenwärtig aktiviert sind. Die aktivierten Schemata sind hauptsächlich verantwortlich für das gegenwärtige Stressniveau des Betroffenen. Subjektiv wird der Stress als innere Spannung wahrgenommen. Mit der Höhe des Stressniveaus reduzieren sich die zwischenmenschlichen Fertigkeiten und damit die (sozialen) Kompetenzen eines Menschen erheblich. Am Ende sind die möglichen Verhaltensweisen auf Flucht, Kampf und Verbergen (Totstellen) reduziert.

Die erste Begegnung kann sich daher sehr holprig gestalten und die Kontaktaufnahme erschweren. Aufgrund dieser außergewöhnlichen Stressanfälligkeit von Borderlinekranken ist es für den Helfer von großer Wichtigkeit, den gegenwärtigen Eindruck bei der ersten Begegnung nicht vorschnell zu verallgemeinern. Dabei gibt es in der Praxis unterschiedliche Konstellationen, die auf ein hohes Stressniveau hinweisen:

1. Aufgrund des hohen Spannungsniveaus fürchtet der Betroffene, die Kontrolle zu verlieren.

Diese Konstellation wird sich vor allem durch Vermeidungsverhalten zeigen. Möglich ist, dass der Betroffene nur unvollständig oder gar nicht auf Fragen antwortet, ausweicht und seine Motive und Absichten im Dunkeln lässt. Szenisch vermittelt sich der Eindruck, das Gespräch solle möglichst bald enden und vor allem sollen keine Kontroversen und schwierigen Themen angesprochen werden. Der Helfer solle doch die Motive und Wünsche erraten.

Gelegentlich gehen die Betroffenen bei dieser Konstellation auch zum Gegenangriff über, reagieren unwirsch und ablehnend. Die Reaktion des Helfers in dieser Konstellation kann verschieden ausfallen. Eigentlich ist der Helfer ja auf wichtige Informationen angewiesen, um angemessen reagieren zu können. Das Vermeidungsverhalten des

Betroffenen führt aber zur Unsicherheit und möglicherweise auch zu ärgerlichen Reaktionen. Schließlich ist Hilfe nur möglich, wenn man über die notwendigen Informationen verfügt. Vor allem aber wirkt das Verhalten des Betroffenen auf den Helfer sehr befremdlich und auffällig. Die Störung kann daher viel gravierender wirken als sie tatsächlich im Alltag ist. Viele Helfer sorgen sich in einer solchen Situation, weil sie annehmen, der Betroffene verberge selbst- oder fremdgefährdende Impulse.

2. Aufgrund vielfacher Vorerfahrungen hat der Betroffene feste Verhaltensmuster entwickelt, um mit solchen Situationen umzugehen.

Diese Konstellation ist meist die Folge von chronischem Stress. Die Verhaltensmuster dienen vor allem der Reduktion des Stressniveaus, funktionieren aber nur, wenn die Verhaltensmuster rigide ausgeführt werden. Die Muster sind dabei das Ergebnis eines Lernprozesses, etwa im Rahmen stationärer Behandlungen oder anderer Hilfekontexte. Da sie nach Erfolgskriterien gelernt worden sind (jeweils bezogen auf bestimmte Situationen), nutzen die Betroffenen selten alternative Verhaltensmuster. Aber auch solche Muster dienen in der Regel der Vermeidung, nicht der Klärung. Bei einer Variante dieser Konstellation geht der Betroffene zur Vermeidung eines hohen Spannungsniveaus direkt zum Angriff über und lehnt jeden Vorschlag des Gegenübers umgehend ab.

BEISPIEL

Eine junge Frau, die in einer Wohneinrichtungen lebt, gerät dort wegen ihres gelegentlich aufbrausenden und aggressiven Verhaltens in die Kritik. Mehrfach wird ihr die Kündigung des Wohnheimplatzes wegen ihrer Verhaltensweisen angedroht. Aus ihren Vorerfahrungen hat sie gelernt, dass sie möglichen Sanktionen durch eine Klinikeinweisung ausweichen kann. Sie meldet sich daher in der Klinik und gibt als Aufnahmegrund Suizidgedanken an. Von ihren Auseinandersetzungen berichtet sie hingegen nicht, um Konfrontation mit ihrem eigenen Verhalten aus dem Weg zu gehen. Sie hält den stationären Aufnahmeaufenthalt aufrecht, bis sie erwarten kann, dass sich die Wogen im Wohnheim wieder geglättet haben.

Diese Verhaltensschemata haben entscheidend zum Ruf beigetragen, Borderlinekranke seien manipulativ. Oft wird beim Helfer dadurch Ärger erzeugt. Eine natürliche Reaktion wäre Distanzierung, die aber aus vielen Gründen oft gar nicht möglich ist, zumal sich die Betroffenen dann falsch verstanden und alleingelassen fühlen. So entsteht ein Missverständnis, weil der Betroffene sein Stressniveau senken und der Helfer der Manipulation entgegentreten möchte. In solchen Situationen ist es für den Helfer wichtig, zu wissen, dass sich Borderlinekranke durchaus der Problematik ihres Verhaltens bewusst sind, aber trotzdem sehr an dem Verhalten hängen, und zwar mangels Alternative. Grundsätzlich gilt ohnehin, dass gerade bei der Stressreduktion Borderlinekranke ihre Verhaltensmuster erst ändern können, wenn ähnlich wirksame Alternativen gefunden sind.

3. Der Betroffene hat keinen Kontakt zu sich selbst, kann nicht auf andere zurückgreifen und gerät dadurch in einen unerträglich wirkenden Spannungszustand (unangenehmes Betroffensein von Leere und Langeweile).

Wegen des fehlenden Kontakts zu sich selbst können bei einer solchen Konstellation die Betroffenen das Anliegen nicht nachvollziehbar formulieren. Sie fühlen sich weitgehend hilflos und suchen aus der Angst, alleine zu sein, den Kontakt zu anderen. Bei der Art dieses Kontakts spielt die Befürchtung, nicht ernst genommen zu werden, eine große Rolle. Viele verlegen sich in solchen Situationen darauf, ihren Zustand entweder zu dramatisieren oder Gefährdungen anzudeuten. Auch dies entspricht einer Lernerfahrung. Es geht bei dieser Konstellation um die Vermeidung des Alleinseins, um sich nicht vollends hilflos und ausgeliefert zu fühlen. Aufgrund des hohen Spannungsniveaus wird auch in dieser Konstellation der Helfer nicht als Person mit Anliegen und Wünschen wahrgenommen, sondern nur als Träger einer Funktion.

Der Helfer wird durch den Betroffenen zunächst alarmiert und dann aktiviert, vor allem, um der angedeuteten Gefährdung zu begegnen. Weil es aber nicht um Lösungen, sondern um den zwischenmenschlichen Kontakt geht, verläuft die Diskussion oft im Kreis. Nach einer gewissen Zeit fühlt sich der Helfer gelähmt und gelegentlich auch »genervt«, aufgrund der fehlenden Entwicklung des Gesprächs. Das Gesprächsergebnis ist für beide Seiten nicht befriedigend.

4. Der Betroffene sucht Hilfe, traut sich aber die aktive Mitarbeit nicht wirklich zu, weil die eigenen Lösungsstrategien vorwiegend passiver Natur sind.

In dieser Situation haben die Betroffenen vor allem Angst, dass ihre Defizite offensichtlich werden. Es ist ihr Wunsch, die Kontrolle über die Situation nicht zu verlieren. Dementsprechend werden die Strategien ausgewählt. Möglich ist etwa, den Vorschlägen des Gegenübers grundsätzlich zuzustimmen, ohne zu überprüfen, ob sie den eigenen Erwartungen entsprechen. Und es geht darum, einer drohenden Konfrontation mit den eigenen Unzulänglichkeiten nicht zu entgehen, indem alle Verantwortung und Kompetenz auf den Helfer projiziert werden. Damit gehen sie Konfrontationen und damit einem steigenden Spannungsniveau aus dem Weg.

Vonseiten des Helfers werden solche Konstellationen oft mit großer Irritation aufgenommen. Die Zusagen und Zugeständnisse der Betroffenen werden als zu glatt und unglaubwürdig erlebt. Helfer fühlen sich von einer Klärung und dem Informationsaustausch abgeschnitten und wenig dazu eingeladen. So bleiben viele Fragen unbeantwortet, und der Helfer hat Schwierigkeiten, sich ein weiteres Vorgehen konkret vorzustellen.

Die beschriebenen Konstellationen weisen insgesamt auf eine unzureichende Stresstoleranz der Betroffenen hin. Sie erlauben allerdings noch nicht, Rückschlüsse auf die Gesamtheit der Problematik zu ziehen, allenfalls wird der Grad des Vermeidungsverhaltens deutlich. Erhöhung der Stresstoleranz und Reduktion des Vermeidungsverhaltens sind in dieser Phase vorrangiges Ziel der Hilfe. Für eine Beziehungsklärung und weitergehende Ziele reicht die Substanz der Beziehung in der Regel noch nicht aus. Es ist deshalb sinnvoll, das Ausmaß der individuellen Spannung zu thematisieren. Dadurch erfolgt eine Fokusverlagerung von den Inhalten des Gesprächs auf die Auswirkungen der inneren Reaktion des Betroffenen. So lässt sich die Bedeutung der Verbesserung der Stresstoleranz im weiteren Vorgehen gut begründen. Außerdem signalisiert der Helfer Verständnis für die Situation des Gegenübers, zumal noch keine Alternativen im Verhalten gefunden werden können. Manchmal lässt sich vermitteln, dass die Suche nach Alternativen möglicherweise den Gesundungsprozess fördert. Oftmals bringen die Betroffenen bereits Erfahrungen mit Fertigkeiten hin zu größerer Stresstoleranz mit, allerdings wird gelegentlich die Wirkung der erlernten Techniken bezweifelt. Diese Vorerfahrungen können für die weitere Zusammenarbeit genutzt werden, indem die Anstrengungen in der Vergangenheit eine Würdigung erfahren.

Bei der ersten Begegnung spielen die stressbezogenen Modi meist die zentrale Rolle. Hat der Betroffene zusätzlich Beziehungserwartungen an den Helfer, werden sich bereits im Erstkontakt die Erfahrungen des Betroffenen mit Beziehungen widerspiegeln. Abhängig von der Entwicklung des Betroffenen sind verschiedene Konstellationen möglich. Sicherlich eine der häufigsten ist geprägt von einer weitgehenden und umfassenden Unsicherheit des Betroffenen. Sie betrifft die Selbstsicherheit, das Vertrauen in die eigene Einschätzung zur Güte der Beziehung sowie über die möglichen Reaktionen des Gegenübers und seine Glaubwürdigkeit.

BEZIEHUNGSTESTS Bei der Entstehung dieser Unsicherheit spielt die Stressanfälligkeit der Betroffenen eine große Rolle. Sie ist aber auch Ergebnis vor allem von Bindungs- und Umwelterfahrungen im Laufe der biografischen Entwicklung. Diese Unsicherheit bewirkt Misstrauen und Passivität gleichermaßen. Daraus folgt der ängstliche Wunsch, insbesondere in sozialen Situationen die Kontrolle zu behalten. So wird nach Sicherheit in den Beziehungen gesucht. Weil die Kontrolle jedoch nur unvollständig gelingt und durch das Verhalten des anderen ständig als bedroht erscheint und infrage gestellt werden kann, sind Betroffene sehr bemüht, die Unsicherheiten durch fortlaufende Klärungen zu beseitigen. Daraus resultieren charakteristische Beziehungstests, mit denen sie Zuverlässigkeit und Vertrauenswürdigkeit einer Beziehung prüfen.

Leider lassen sich in Beziehungen Verunsicherungen nicht vermeiden. Die beteiligten Personen sind nicht gleichbleibend freundlich und zugewandt, viele Fragen bleiben unbeantwortet und offen. Das gilt besonders für Konstellationen, in denen mehrere Helfer zur Verfügung stehen und unterschiedliche Beziehungsmuster zeigen. Weil Beziehungstests deswegen selten erfolgreich sind, ist am Ende die Unsicherheit nicht beseitigt, eher noch verstärkt. Noch schädlicher ist die dabei entstehende Enttäuschung, weil sie das Misstrauen verstärkt und Resignation aufkommen lässt.

BEISPIEL

Eine Frau fragt per Mail an, ob sie ihrer Therapeutin weiter Vertrauen schenken könne. Grundsätzlich sei sie von ihrer Therapeutin begeistert. Sie erlebe sie als zugewandt und verständnisvoll. Bislang habe sie gern die therapeutischen Gespräche in Anspruch genommen und sich auf den nächsten Termin gefreut. Während eines der letzten Termine habe sie sich aufgrund der guten Erfahrungen getraut, eine Frage zu stellen, nämlich ob die Therapeutin sich vorstellen könne, zu einem Patienten auch eine private Beziehung zu knüpfen. Die Therapeutin habe geantwortet, dass sich eine private und therapeutische Beziehung in der Regel nicht miteinander vertrügen.

Mit der Antwort der Therapeutin sei sie nach dem Gespräch sehr beschäftigt gewesen. Die Antwort habe sie verunsichert, weil sie sich von der Therapeutin als Person nicht akzeptiert gefühlt habe. Sie habe keinesfalls eine direkte persönliche Beziehung zu der Therapeutin aufnehmen wollen, sondern es sei ihr nur um eine grundsätzliche Frage gegangen. Trotzdem schmerze sie die Antwort der Therapeutin, weil sie sich auf eine unbestimmte Art und Weise selbst infrage gestellt fühle. Sie habe daraufhin versucht, das Privatleben der Therapeutin zu durchleuchten. Die Unzulässigkeit sei ihr klar gewesen und daher habe sie diese Aktionen der Therapeutin nicht offenbart. Im Rahmen der Recherchen habe sie den Eindruck gewonnen, dass die Therapeutin sehr wohl persönliche Beziehungen zu Patienten aufnimmt. Seither sei ihr Vertrauen in die Therapie verloren gegangen. Sie wisse jetzt nicht mehr, wie sie weiter verfahren solle.

Für den Helfer bedeutet dieser Modus, dass bereits bei der ersten Begegnung oftmals die Beziehung auf dem Prüfstand steht, obwohl sie ja eigentlich noch nicht begonnen hat. Deswegen muss der Klärung der Beziehungsgestaltung von Anfang an große Beachtung geschenkt werden. Der Helfer muss berücksichtigen, dass Borderlinekranke sehr auf Klarheit und Zuverlässigkeit angewiesen sind. In diesem Sinne sollten auch die manchmal sehr unangenehmen Beziehungstests verstanden werden. Die Erfahrung lehrt, dass Helfer, die ein gutes Gefühl für ihre eigenen Grenzen haben und ihre Möglichkeiten, zu helfen, gut eingrenzen und konkretisieren können, mit den Beziehungstests der Betroffenen gut zurechtkommen. Oft hilft auch eine angemessene gegenseitige Offenheit bei der Gestaltung der Beziehung. So wird es dann auch einfacher, unrealistischen Erwartungen entgegenzutreten und diese in einer positiven Form in die gemeinsamen Arbeitsziele einzubauen.

Vorsicht ist dagegen geboten, wenn der Helfer angesichts des offensichtlichen Leids meint, umfassend Verantwortung für den Betroffenen übernehmen oder ihn vor sich selbst beschützen zu müssen. Die Gefahr ist groß, damit die Passivität und Hilflosigkeit zu erhöhen. Auf die Betroffenen können umfassend kompetent wirkende Helfer bedrohlich wirken, weil sie ihnen die eigene Inkompetenz offensichtlich werden lässt (»negative therapeutische Reaktion«). Die Stärkung der Eigenverantwortung hingegen signalisiert, dass der Helfer die Probleme nicht für den Patienten lösen kann, sondern sich seine Hilfe auf Unterstützung und Begleitung beschränkt.

Beziehungstests können sich auf unterschiedliche Art und Weise zeigen. Grundsätzlich spiegelt sich hinter jedem dieser Tests der Wunsch des Patienten nach Klärung der Beziehung. Allein die hohen Maßstäbe, die die Betroffenen dabei an die Beziehung anlegen, führen oft zu negativen Ergebnissen. Immerhin ist es aber möglich, die Tests im Sinne der eigentlichen Intention zu nutzen, also zur Beziehungsklärung. Aus der Erfahrung gibt es verschiedene Varianten, die in der Praxis vorkommen:

Die Reaktionen auf solche abwertenden Erzählungen sind oft zwiespältig. Sind die Helfer tatsächlich alle inkompetent gewesen? Welche Erwartungen an die zukünftige Hilfe lassen sich daraus herleiten oder vermuten? Ist der gegenwärtige Helfer diesen Erwartungen überhaupt gewachsen? Sind die Erwartungen vielleicht völlig unrealistisch und überzogen? Wird die gegenwärtige Hilfe später auch mal so negativ dargestellt? Wenn die Tendenz vieler Borderlinekranker, Extrempositionen einzunehmen, aufgegriffen wird, dann lassen sich solche Übertragungen von vergangenen Erfahrungen auf die zukünftige Beziehungsgestaltung gut nutzen. Dabei hat sich bewährt, die bisherige Arbeit im Vorfeld grundsätzlich zu würdigen und im Gespräch dazu aufzufordern, die gesammelten Informationen zur Weiterentwicklung der Hilfe zu verwenden. Die Bereitschaft des Betroffenen zur Mitarbeit sollte ebenfalls in der gemeinsamen Betrachtung nicht außer Acht gelassen werden. Dazu gehört selbstverständlich auch der eigene Anteil an den Misserfolgen in der Vergangenheit. > Motivation, Seiten 110, 122 ff., 136

Selbstverständlich wird es bei den vorausgegangenen Hilfen auch positive Aspekte gegeben haben, sodass es sinnvoll erscheint, nach den Gründen zu fragen, warum die bisherigen Hilfestellungen nicht ausreichend waren und warum es nicht gelungen ist, die Hilfe entsprechend den Anforderungen umzugestalten. Zuletzt ist zu klären, was der Betroffene selbst tun kann, damit der nächste Therapieversuch nicht ebenso scheitert. Mit solchen Hinweisen kann der Betroffene aufgefordert werden, die bisherigen Erfahrungen auszuwerten. Gleichzeitig können die Anstrengungen sowohl des Betroffenen als auch der Helfenden angemessen gewürdigt werden.

Zu einer positiven Gestaltung von Beziehungen gehört eine Vorstellung darüber, in welcher Weise sich die Beteiligten zusammen weiterentwickeln können. Grundlage dafür ist die Bereitschaft, zu helfen, wie auch die, sich helfen zu lassen. Mit der Zeit erst entwickeln sich gemeinsame Vorstellungen, welche Probleme gelöst werden müssen und welche Wege dazu zu beschreiten sind. Die Zusammenarbeit orientiert sich an gemeinsam entwickelten Zielen und Visionen. Die Ziele müssen für die beteiligten Personen positiv sein und dürfen keine Vermeidungsziele beinhalten. Voraussetzung dafür ist eine gute Kooperation, für die alle Beteiligten ihre Ressourcen aktivieren müssen und zwischenmenschliche Fertigkeiten benötigen.

EMOTIONEN Weil es auch um die Lösung von Problemen geht und die Überwindung von Barrieren, gelegentlich sogar um Konfrontation und Auseinandersetzung, wird eine Zusammenarbeit nur gelingen, wenn die auftretenden Gefühle berücksichtigt werden. Es wird erforderlich sein, dass von allen Beteiligten auch unangenehme Gefühle ausgehalten werden. Das gilt auch für Situationen in der Zukunft, in denen sich ein einmal eingeschlagener Weg als Sackgasse herausstellt und revidiert werden muss. Vieles auf dem zukünftigen Weg wird zwiespältige Gefühle auslösen. Gerade dann wird es erforderlich sein, die Balance zu halten und an das Pro und Kontra zu denken.

Die Betroffenen über- oder untertreiben ihren Beitrag an den Problemen in der Vergangenheit, sodass es zu einer Diskrepanz zwischen dem eigenen persönlichen Eindruck und der Vorinformation kommt. Zwischen dem ersten eigenen Eindruck vom Betroffenen und den Vorinformationen über ihn besteht gelegentlich eine enorme Diskrepanz. Die Betroffenen können viel zugänglicher und kompetenter wirken, als es die Vorberichte vermuten lassen. Die Betroffenen vermeiden dadurch, über ihre negativen Erfahrungen und den eigenen Beitrag dazu berichten zu müssen. Einige versuchen, ihre Schuldgefühle im Hinblick auf durchgemachte Krisen zu verbergen.

Das Übertreiben oder Verschweigen von Schattenseiten kann unterschiedliche Funktionen für die Beziehung haben. In beiden Fällen wird eine gewisse Skepsis der Beziehung gegenüber signalisiert. Tatsächlich ist das Vertrauen noch nicht ausreichend gebildet. Das Gegenüber könnte abgeschreckt, sogar »verscheucht« werden. Möglich ist es auch, den anderen milde stimmen zu wollen, um sich dadurch vor Angriffen und Konfrontationen zu schützen.

Die Reaktion des Helfers kann hierbei sehr zwiespältig ausfallen.

Diskrepanzen zwischen Fremd- und Selbstbeurteilung können den Eindruck erzeugen, dass etwas verborgen werden soll. Das kann misstrauisch machen. Natürlich spielt die Tendenz eine Rolle, bei noch nicht gefestigten Beziehungen nicht zu viel Angriffsfläche zu bieten. Das gilt natürlich für alle Beteiligten. Demgegenüber ist die Güte einer Beziehung auch davon geprägt, inwieweit es möglich ist, auch kritische Rückmeldungen zu geben und belastende Themen anzusprechen. > Kompetenzen, Seiten 13, 40

Zunächst sollten wir psychiatrisch und therapeutisch Tätigen davon ausgehen, dass der eigene Eindruck richtig ist und keine Täuschung vorliegt. Gleichwohl kann unser erster Eindruck selbstverständlich noch kein vollständiges Bild eines Menschen vermitteln. So ergeben sich daraus beispielsweise noch keine Informationen darüber, wie sich der Betroffene in Krisensituationen verhält. Es ist jedoch wichtig, auch hier nach den bisherigen Erfahrungen zu fragen, insbesondere nach den negativen Aspekten. Dies kann bereits eine Übung in der Frage der Offenheit sein, wenn man über die Vorinformationen spricht und den Betroffenen nach seiner Perspektive fragt. Der Helfer signalisiert damit, dass sie sich (unerschrocken) auch den negativen Aspekten einer Geschichte zuwenden kann und offen dafür ist, etwas über Motive und Beweggründe von Ereignissen und Verhaltensweisen zu erfahren.

Gerade für Unerfahrene kann ein Erstkontakt außerhalb einer Krise einen Schutz vor zu schnellen und unkontrollierbaren Erfahrungen darstellen. Werden die Krisen zu drastisch geschildert, hat das den Vorteil, dass sich der Helfer auf mögliche zukünftige Krisen vorbereiten kann. Die Betroffenen haben oft die Erfahrung gemacht, wie schnell sich eine Krise entwickeln kann und wie wenig Zeit bleibt, um die Auswirkungen der Krise kontrollieren zu können. Viele verfügen ohnehin nur über eine lückenhafte Erinnerung an durchgemachte Krisen. Das kann die Auswertung von Krisen behindern, schützt aber auch davor, dass Krisen zur zentralen Erfahrung und Erwartung werden. Insofern kann diese Art des Beziehungstests dazu beitragen, die notwendige Vorsicht und Umsicht walten zu lassen, damit sich in der Beziehung nicht zu schnell krisenhafte Zuspitzungen ereignen. Dies erspart allerdings nicht, sich im weiteren Verlauf mit Krisen und deren Bewältigung auseinanderzusetzen. Helfende sollten nur wissen, welche katastrophalen Auswirkungen Krisen auf die Entwicklung von Borderlinekranken haben können und dass die Vermeidung weiterer solcher Erfahrungen ein wichtiges Ziel von Borderlinekranken darstellt.

Loyalitätskonflikte

Schon beim Erstkontakt berichten Borderlinekranke in einem abwertenden Sinne von Beziehungserfahrung, auch mit Personen, die dem Helfer bereits bekannt sind. Diese Bewertungen sind in der Regel heikel, fußen aber oft auf zutreffenden Wahrnehmungen realer Phänomene oder Eigenheiten. Die Reaktionen der Helfenden darauf können sehr unterschiedlich ausfallen. Der eine kann dazu neigen, die andere Person innerlich zu verteidigen und den Betroffenen wegen seiner Urteile zu kritisieren. Andere fühlen sich in den eigenen Urteilen bestätigt und entwickeln ein Gefühl der Schadenfreude oder Scham. Solche Konstellationen verdeutlichen die Fähigkeit von Borderlinekranken, bei anderen Menschen Widersprüche wahrzunehmen, sie aber nicht relativieren zu können.

Bewertungen anderer sind eigentlich nichts Ungewöhnliches, allerdings dürfen sie nicht zum Verlust des Respekts führen, denn dann droht die Zerstörung der Beziehung. Aber welche Konsequenzen hat das Urteil für die Beziehungsgestaltung? Hat der Betroffene sein Urteil nutzen können? Sind im Rahmen der Beziehung auch die negativen Aspekte und Urteile angesprochen worden? Welche Auswirkungen hatten die Urteile für den Beurteilenden? Was kann es für die gegenwärtige Situation bedeuten, wenn eine solche Beurteilung angesprochen wird? Wird es dem Betroffenen gelingen, auch in der gegenwärtigen Helferbeziehung negative Aspekte anzusprechen?

All diese Fragen werden bei solchen Konstellationen aufgeworfen, und es ist von Vorteil, wenn der Helfer nicht nur sich, sondern auch dem Betroffenen diese Fragen stellt und damit eine Klärung herbeiführt. Wichtig ist, immer eine ausgewogene Wahrnehmung zu kultivieren und Ambivalenzen auch Ambivalenzen sein lassen zu können.

SICHERHEITSBEDÜRFNIS Das Bedürfnis nach Sicherheit der Betroffenen ist insgesamt aufgrund der Vorgeschichte oft verständlich. Wird aber das Verhalten ausschließlich von Sicherheitsüberlegungen geleitet, gehen ganz entscheidende Erfahrungsräume verloren. Werden nur die Risiken betrachtet, die aus jeder menschlichen Begegnung erwachsen können, wächst die Gefahr, in zwischenmenschlichen Beziehungen immer wieder die gleichen Erfahrungen zu machen. Korrigierende Erfahrung resultiert zunächst vor allem aus der Offenheit für neue Erfahrungen überhaupt. Allzu schnelle Bewertungen können diese Offenheit verhindern. Soll die Offenheit allerdings aufrechterhalten werden, müssen Unterschiede zwischen den Menschen akzeptiert und respektiert werden. Die Toleranz für die Grenzen des anderen und gegenüber möglichen Fehlern macht Begegnungen überhaupt erst möglich. Das Resultat allerdings ist, dass ein soziales Netz immer von Beziehungen mit unterschiedlicher Intensität geprägt ist.

Der Betroffene wirkt bedrohlich und unsympathisch

Viele Borderlinekranke vermitteln durch ihr Erscheinungsbild oder ihr Auftreten einen bedrohlichen und befremdlichen Eindruck.

Auch können sie im Kontakt mürrisch, humorlos oder provozierend wirken. Der Helfer muss dann oftmals gegen eigene Widerstände bei der Beziehungsaufnahme kämpfen und Gefühle der Ablehnung oder auch der Angst kontrollieren.

Diese Konstellation verweist auf die Auswirkungen der Borderlinestörung bezüglich der sozialen Kompetenz und ist vorrangig ein Ausdruck der Impulsivität. Manchmal schützen sich Borderlinekranke mit solchen Strategien vor allzu viel Nähe oder wollen von dem geringen Selbstvertrauen ablenken.

Eine helfende Beziehung wird von einer gemeinsam erarbeiteten Motivation getragen. Dazu gehören das Gefühl des Helfers, helfen zu können und zu wollen, und der Wunsch des Betroffenen, notwendige Veränderungen anzugehen. Die Klärung der Motivation kann dabei ein erster Schritt zur notwendigen Ernsthaftigkeit sein. Erst wenn die Erarbeitung dieser Motivation gelingt, lässt sich beurteilen, wie eine Beziehungsaufnahme zwischen Betroffenem und Helfer möglich sein wird.

KONFRONTATIONEN Wenn der Helfer lediglich zu einer Projektionsfläche für Frustrationen und Enttäuschungen wird, dann bedeutet dies einen Missbrauch der Hilfe. Ist das Verhalten eines Betroffenen so angelegt, dass die Beziehungsaufnahme sogar behindert wird, wird eine therapeutische Konfrontation notwendig. Im Rahmen dieser Konfrontation kann geklärt werden, welchen Zweck das Verhalten erfüllt. Diese Transparenz ermöglicht dann auch die Würdigung des Verhaltens als einen Versuch, ein Problem zu lösen. Keinesfalls sollte sich der Helfer *als Person* abgewertet fühlen. > Grenzen, Seiten 94 ff., 118

Bei diesen Beziehungstests geht es vor allem um die Klärung von Grenzen. Deswegen ist der Test auch wichtig für den Helfer selbst, der in der Zusammenarbeit eben auch darüber nachdenken muss, unter welchen Bedingungen die Hilfe möglich ist und welche eigenen Grenzen er selbst hat. Die Überlegung, welche Voraussetzungen notwendig sind, damit man die Hilfe überhaupt leisten kann, ist in der langfristigen Beziehungsgestaltung von zentraler Bedeutung. Viele Kranke brauchen langfristige Hilfen und Beziehungen, in denen krisenhafte Zuspitzungen vorkommen können und nicht alle Erwartungen erfüllt werden. Beachtet man diese Grundlage der Beziehungsgestaltung nicht, gefährdet man mittel- oder langfristig die Beziehung selbst.

Darüber hinaus muss der Helfer in der Arbeit mit Borderlinekranken damit rechnen, während des Prozesses zum Teil starke Gefühle zu entwickeln. Er darf sich nicht darauf verlassen, in jedem Falle neutral bleiben zu können. Wie soll die Hilfe weitergeführt werden können, wenn es dem Helfer dann selbst nicht gelingt, diese starken Gefühle zu regulieren und in die Gestaltung der Beziehung zu integrieren? Borderlinekranke sind nicht per se rücksichtslos. Manchmal kommt es zu therapiegefährdendem Verhalten, weil sie zu sehr mit sich selbst und ihren Strategien beschäftigt sind. Oft nutzen sie Hilfe aus purer Not, ohne sich über den anderen großartig Gedanken zu machen. Gelegentlich wird der andere auch zurückgestoßen, um sich selbst zu schützen und Enttäuschungen vorzubeugen. Wenn man trotz alledem die Beziehung aufrechterhalten will, ohne die eigenen Grundlagen außer Acht zu lassen, müssen solche Situationen geklärt werden. Bei dieser Klärung sollten mindestens Vereinbarungen erreicht werden, die eine weitere Zusammenarbeit sicherstellen. Auch ist zu gewährleisten, dass sich in der zwischenmenschlichen Begegnung der Stress in einem Rahmen bewegt, der von allen Beteiligten noch ausreichend bewältigt werden kann.

BEISPIEL

Eine Mitarbeiterin des Betreuten Wohnens wird von einer Betroffenen angerufen, die einen starken Druck verspüre, sich selbst zu verletzen. Im Gespräch gelingt es nicht, diesen Druck zu reduzieren, sodass von der Mitarbeiterin die Situation als risikoreich eingeschätzt wird. Sie entscheidet sich, die Betroffene aufzusuchen. Als sie in der Wohnung ankommt, hat sich die Betroffene aber bereits selbst verletzt. Da sie Maßnahmen wie eine Krankenhauseinweisung ablehnt, kann die Mitarbeiterin nicht weiterhelfen und möchte die Intervention beenden. Als offensichtlich nichts weiter zu tun ist, will die Mitarbeiterin die Wohnung wieder verlassen, wird aber von der Betroffenen aufgehalten, sie habe keine Pflaster mehr und ob die Mitarbeiterin nicht noch Pflaster besorgen könne. Diese Bitte bringt die Mitarbeiterin völlig aus dem Konzept. Sie ist hin- und hergerissen zwischen Ärger und Ratlosigkeit. Um der damit verbundenen Hilflosigkeit zu entgehen, entschließt sie sich, tatsächlich das Pflaster zu besorgen. Danach lässt sich die Konstellation relativ unproblematisch auflösen.

Die Mitarbeiterin berichtet später, sie sei zu ihrem Dienstwagen gegangen und darin von einem Anfall von Zorn geschüttelt worden. Die Wut sei so groß gewesen, dass sie mit dem Handballen auf das Lenkrad geschlagen habe. Vom Ausmaß des Gefühls sei sie selbst völlig überrascht gewesen. Der Ärger sei ihr vorher gar nicht so bewusst gewesen.

Es ist immer hilfreich, sich seiner eigenen Gefühle so früh wie möglich bewusst zu werden. Emotionale Konflikte sollten nachträglich mit den Betroffenen besprochen werden, und zwar zeitnah.

Die Beschäftigung mit Traumatisierungen

Menschen mit einer Borderlinestörung haben oft eine sehr wechselhafte und durch viele kritische Ereignisse gekennzeichnete Geschichte. Bei vielen ist bereits die Kindheit von Vernachlässigung,

Gewalt oder Missbrauch geprägt. Sie waren daher vielfach Opfer und können Zeichen von komplexen Traumatisierungen zeigen. Die Erfahrungen der Vergangenheit wirken unweigerlich in die Gegenwart hinein und beeinflussen auch die Erwartungen gegenüber Hilfeangeboten. Der starke Einfluss der Traumatisierungen geht so weit, dass manchen Menschen der Kontakt zur Realität verloren geht, weil die Erinnerungen die Eindrücke der Gegenwart überlagern.

Immer wieder lässt sich beobachten, dass auch das soziale Rollenverhalten durch eine Traumatisierung geprägt wird. Die Menschen verharren in der Opferrolle oder aber werden selbst zu Tätern, um sich von vergangenen Traumatisierungen zu befreien. Diese Auswirkungen haben selbstverständlich auch einen Einfluss auf die helfende Beziehung. Gelegentlich ist die Traumatisierung sogar der Anlass für die Suche nach Hilfe. Da Traumatisierungen vor allem Angst und Wut erzeugen, resultieren daraus oft sehr eingeschränkte Beziehungsräume, die von vielen Tabus und Verboten geprägt sind. Die Einengung auf das Thema »Traumatisierung« kann die Folge sein. In Hinblick auf die Überwindung der Borderlinestörung und die Gestaltung der Beziehung sind solche Tabus selbstverständlich auch Hindernisse, vor allem wenn sie die Einschränkungen der Beziehung auf die Rollen Opfer, Täter und Unterstützer bedeuten. Erstreckt sich die Tabuzone zusätzlich auf die innere Wahrnehmung, kann ein wichtiges Feld bei der Bewältigung der Borderlinestörung verschlossen bleiben.

Für Helfer ist eine solche Konstellation eine besondere Herausforderung. Das Gegenüber wird von Anfang an als verletzlich wahrgenommen. Das kann Anlass für (über-)große Rücksichtnahme sein, immerhin will man ja dem Betroffenen nicht weiteres Leid zufügen. Umso schwerer ist es, die Betroffenen bei ängstlichem Vermeidungsverhalten zu konfrontieren. Auch die Priorisierung verschiedener Problembereiche ist nicht einfach. Soll die Sicherheit zunächst erhöht werden oder sollte der Betroffene eher die Folgen der Traumatisierung auf die zukünftige Entwicklung reduzieren?

Wichtig ist, auch in solchen Beziehungen für alle bedeutsamen Themen offenzubleiben. Borderlinekranke sind natürlich nicht für alles verantwortlich, aber sie sollten die Hilfe dazu nutzen, in Zukunft mehr Verantwortung für sich zu übernehmen. Dazu müssen auch bei traumatisierten Betroffenen gemeinsame Ziele und Zukunftsvisionen entwickelt werden. Das gilt auch für den Kontakt zum eigenen Körper und zur eigenen Identität. Starre Rollenmuster gehören auf den Prüfstand, und der Blick auf die eigenen Stärken muss betont werden. Darüber hinaus ist eine Einigung notwendig, in welcher Abfolge die Probleme angegangen werden sollen. Soll der Einfluss des Traumas auf die Gegenwart reduziert werden, damit die nächsten Schritte in die Zukunft besser gelingen können, oder müssen die Folgen der Traumatisierung zunächst unbearbeitet akzeptiert werden, damit andere Lebensbereiche wieder mehr in den Blick genommen werden können?

Borderlinekranke waren in der Vergangenheit oft Opfer von Vernachlässigung, Gewalt und Missbrauch und sind dadurch komplex traumatisiert. Der Betroffene und auch der Helfer müssen diese ungünstigen Startbedingungen akzeptieren. In der gemeinsamen Arbeit wird es auch darum gehen, in der Zukunft kein Opfer zu bleiben.

Unrealistische Erwartungen

Borderlinekranke haben in der Regel subjektiv das Gefühl, wenig in ihrem Leben erreicht zu haben. Das Gefühl, Außenseiter und anders als andere zu sein, hat sich bei vielen als Grundüberzeugung verfestigt. Eine solche Erfahrung birgt das Risiko, dass viel von der Zukunft erwartet wird. Angesichts der Visionen für die Zukunft verliert der kleine Erfolg in der Gegenwart dann seinen Wert. Jeder Schritt nach vorne ist gleichzeitig mit der Auffassung gekoppelt, dass schon bald unüberwindliche Barrieren auftreten werden. Trotz großer Visionen ist der nächste konkrete Schritt mit einer Misserfolgserwartung gekoppelt. Die Betroffenen wirken deswegen oft hilflos und passiv.

Bei einer solchen Konstellation gerät der Helfer unweigerlich in die Rolle einer Hilfsperson. Ein Mitarbeiter im Betreuten Wohnen berichtete dazu einmal, dass er seine gesamten Fachleistungsstunden damit füllen müsse, die Betroffenen zu den zahlreichen Terminen bei Ärzten zu fahren. Eine andere Mitarbeiterin aus einem Wohnheim erklärte, dass in der Wohneinrichtung nur wenige Borderlinekranke lebten, diese aber ständig Thema bei den Supervisionen und Fallbesprechungen seien.

Der Eindruck drängt sich auf, dass einige Borderlinekranke sich wegen ihrer allgemeinen Unsicherheit in soziale Nischen zurückziehen, um sich so weitgehend von anderen sozialen Bezügen abzuschirmen. Angesichts der ursprünglichen Visionen vom eigenen Leben resultiert daraus aber ein reduzierter Lebensplan, der dadurch meist nicht mit Zufriedenheit gekoppelt wird. Der Aufwand und das Ergebnis stehen in keinem guten Verhältnis.

Für Helferinnen und Helfer ist eine solche Konstellation besonders schwierig, weil sie häufig zu einer Ziellosigkeit führt und den Eindruck nährt, ausgenutzt zu werden. Nicht selten drängt sich die Vermutung auf, dass die Hilfe weniger der Entwicklung dient, als vielmehr den Stillstand manifestiert. Das kann zu einer schwerwiegenden Irritation im Selbstverständnis der Helfenden führen.

Die Betroffenen suchen dabei oft nach einer Auflösung ihrer grundlegenden Hilflosigkeit, testen aber auch die Zuverlässigkeit des Helfers. Gleichzeitig repräsentiert die unmittelbare Hilfe eines anderen besonders gut die selbst empfundene Hilflosigkeit. Diese Konstellation ist für die Prognose der Borderlinestörung besonders problematisch. Betrachtet man die Risiken der Chronifizierung, so stechen mangelnde Erwerbstätigkeit und soziale Isolation als häufige Risikofaktoren hervor. Die Bilanz ist dabei meist negativ und Resignation tritt ein, was sich auch an den Suizidquoten zeigt. Körperliche Folgeerscheinungen wie die Entwicklung eines metabolischen Syndroms treten auf. Übergewicht und chronische körperliche Erkrankungen können den Aktionsradius des Menschen erheblich einschränken und die Passivität erhöhen. Somit ist die Konzentration auf Aktivität und Übernahme von Eigenverantwortung unumgänglich. Aber auch hier spielt die Ausbalancierung eine große Rolle, denn der Ausgangspunkt ist die Diskrepanz zwischen Visionen und den tatsächlich vorhandenen Möglichkeiten.

Borderlinekranke tun gut daran, nicht nur auf die ferne Zukunft zu hoffen, sondern sich auch auf das »Hier und Jetzt« einzulassen und achtsam zu werden. Der eigene Weg erschließt sich nicht durch den Helfer, sondern durch die eigenen Schritte. Gelingt Betroffenem und Helfer eine authentische Beziehung, kann der Helfer den Betroffenen begleiten und dazu beitragen, die Anstrengungen des Betroffenen zu würdigen und die dabei gemachten Erfahrungen zu bestätigen (Validieren).

Der Blick auf die Störung

Störungsaspekt und Beziehungsgestaltung

In der Zusammenarbeit mit Borderlinekranken spielt die gemeinsame Erarbeitung eines abgestimmten Störungskonzepts eine zentrale Rolle. Nur wenn die Abstimmung gelingt und es zu einem gemeinsamen Verständnis der Erkrankung kommt, können Lösungsstrategien erarbeitet werden. Das *gemeinsame* Erarbeiten ist auch deswegen erforderlich, weil die Überwindung der Störung selbstverständlich von den Betroffenen selber geleistet werden muss. Eine misslingende Zusammenarbeit kann darüber hinaus sogar Schaden anrichten.

In der Vergangenheit war aber ein gemeinsames Krankheitsverständnis nur schwer zu erreichen, zu sehr fielen die subjektive Erfahrung der Betroffenen und die theoretischen Vorstellungen über die Erkrankung auseinander. Die tradierten therapeutischen Strategien bei dieser Erkrankung fruchteten nicht, sodass sich das Krankheitsverständnis aus professioneller Sicht im Laufe der Zeit mehrfach entscheidend wandelte. Heute fällt es vielen Professionellen noch immer schwer, sich von diesen Konzepten zu lösen. Viele halten die Borderlinestörung nach wie vor für eine tief verankerte Charakterstörung mit eingeschränkten Veränderungschancen und ausgesprochen negativen Auswirkungen auf die zwischenmenschlichen Beziehungen.

Auch für die Betroffenen war ein gemeinsames Störungsverständnis innerhalb ihres sozialen Umfeldes zunächst nur schwer zu erreichen, weil die Störung im subjektiven Erleben anders wahrgenommen wird als von der Umgebung. Die innere Sicht auf die Erkrankung ist geprägt von Unsicherheit, Angst, Ratlosigkeit und Selbstzweifeln, aber auch von innerem Weggleiten, von Anspannung, innerer Leere und Gefühlschaos. Die Betroffenen fürchten, den Kontakt zu sich selbst zu verlieren, haben Angst vor dem Alleinsein und sind sehr damit beschäftigt, dies mit allen Mitteln zu verhindern. Von der Umgebung werden hingegen oft die Selbstverletzungen, die Wut und das ausagierte Gefühlschaos wahrgenommen. Dieser äußere Eindruck von Stärke bildet einen Kontrast zum inneren Gefühl der Schwäche.

Eine gewisse Annäherung im Blick auf die Störung ergab sich aus Beobachtungen zur Stressanfälligkeit von Borderlinekranken. Immerhin konnten die spontanen Verhaltensänderungen und Schwankungen darauf zurückgeführt werden. Besonders anschaulich werden die Auswirkungen der stressbezogenen inneren Anspannungen für das subjektive Erleben im folgenden Text (entnommen aus: Blum u. a. 2009):

BEISPIEL

»Ich habe die Krankheit, die man Borderline-Störung nennt. Ich hasse dieses Etikett. Kurz vor welcher Grenze (engl. »borderline« = Grenze) befinde ich mich? Vor der zum Wahnsinn? Ich würde meine Krankheit eher als Störung der emotionalen Intensität bezeichnen. Das klingt humaner und es umschreibt besser, wie sich diese Krankheit anfühlt. Die Bezeichnung »Borderline« verbreitet dagegen Schrecken und führt zu einer Reihe herablassender Kommentare, die sich hinter dem nervösen Gelächter derjenigen verbergen, bei denen ich Hilfe suche. Sie glauben, ich würde den Ärger nicht wahrnehmen, der sich in ihnen aufbaut. Stattdessen nennen sie mich manipulativ. Ich glaube, sie haben wirklich keine Ahnung, wie sie mit mir umgehen sollen, und das macht sie wütend. Meine Krankheit zwingt sie dazu, sich mit ihren eigenen Ängsten davor, hilflos und unfähig zu sein, auseinanderzusetzen. Lassen Sie mich von meiner Krankheit erzählen, wie genau sie sich anfühlt. Ich ziehe den Begriff Krankheit vor, im Gegensatz zu psychischer Störung oder Ähnlichem. Ich muss mich dann nicht mehr so schämen. [...] Wenn ich es so betrachte, muss ich mich nicht so fühlen, als wäre ich schuld oder als könnte ich etwas daran ändern, wenn ich nur wollte. Es eine Krankheit zu nennen erlaubt mir, mich gleichwertig zu anderen Menschen zu fühlen, nur muss ich mit den Symptomen meiner Krankheit umgehen, wie andere das auch tun. Ich glaube, ein Teil meines Gehirns ist kaputt. Es ist der Teil, der meine Emotionen reguliert.

Es ist wie eine Schleuse eines Dammes, der eine tobende Strömung zurückhält. Eine Schleuse kann in mehreren Abstufungen geöffnet sein. Entweder ganz, halb, ein Viertel und in vielen, vielen Positionen dazwischen. Abhängig davon, wie weit die Schleuse geöffnet ist, strömt das Wasser heraus, es kann regelrecht herausbrechen, oder aber es tröpfelt heraus, usw. Nun, meine emotionale Schleuse ist eben kaputt. Meine Schleuse kennt nur zwei Positionen: vollkommen offen oder vollkommen geschlossen. Meine Emotionen strömen entweder ungehemmt heraus oder stauen sich gefährlich an. Ich weiß nicht, was schlimmer ist. Wenn meine Emotionen herausprusten, scheine ich alles um mich herum zu zerstören. Ich sage wirklich schlimme Dinge zu den Menschen, auch zu jenen, die mir am meisten bedeuten. Ich schreie, ich tobe und finde kein Ende. Es ist schrecklich für die, die meine Emotionen treffen. Es ist allerdings noch schlimmer für mich, denn ich werde nicht blind gegenüber dem Schmerz, den ich durch mein Verhalten verursache, und trotzdem kann ich nicht aufhören. Ich kann nur zusehen, wie all das bösartige Schwarz aus meinem Inneren um sich greift und alles, was davon berührt wird, vernichtet. Ich kann keine Freundschaften aufrechterhalten, meine Familie will nichts mehr mit mir zu tun haben und ich kann keine Stelle lange behalten. Schlimmer noch, ich hasse mich selbst in einem derartigen Maße, dass ich vollkommen hoffnungslos und depressiv geworden bin.

Zu anderen Zeiten, wenn die Schleuse geschlossen ist, ist es auch nicht besser. Der reißende Strom will stets herausbrechen. Die Intensität, mit der er gegen die Schleuse drückt, nimmt von Mal zu Mal zu. Aber die Schleuse will sich nicht öffnen und ich habe keinen Schlüssel. Der Fluss tobt, prügelt und schreit im Inneren. Ich muss ihn herauslassen, aber ich weiß nicht wie. Ich gerate in Panik. Ich weiß nicht, was ich machen soll. Ich brauche Hilfe. Ich rufe nach jemandem, der mir helfen soll. Bis dahin schlägt der Fluss schon so laut an die Schleuse, dass ich weder meine eigenen Gedanken hören kann, noch was andere zu mir sagen. Es dröhnt einfach in meinen Ohren, es zirkuliert durch meine Adern, es durchbohrt mein Herz. Es möchte raus. Ich muss es rauslassen. Ich sehe ein Messer oder Streichhölzer. Ich weiß, wenn ich mir ein kleines Loch oder einen Schnitt zufüge, kann der Fluss entkommen. Ich rufe ein letztes Mal um Hilfe. Es hat keinen Sinn. Ich muss schneiden. Nach einigen Minuten ist es vorbei. Der Fluss liegt wieder ruhig da.

Die stillen Zeiten des Flusses sind die angenehmsten und manchmal auch die grausamsten. Wenn es still ist, fange ich an, ein Leben aufzubauen. Ich schließe Freundschaften, bekomme einen Job, rede mit meiner Familie. Die Dinge scheinen sich wieder zu bessern und die Leute beginnen, mir zu vertrauen. Oder sie denken vielleicht, dass ich tue, was ich tun sollte. Vielleicht auch, dass ich mich nun anständig benehmen möchte. Manche kommen zu einer verheerenden Annahme bezüglich meiner Krankheit. Sie glauben, ich könnte sie kontrollieren. Ich habe Neuigkeiten für diese Leute. Der Fluss hat seinen eigenen Willen. Es ist, als wäre ich von einem Dämon besessen, den ich weder bekämpfen noch ignorieren kann. Ich muss lernen, damit zu leben.«

Die Stressanfälligkeit und die daraus entstehenden Stressreaktionen sind Grund für viele Auffälligkeiten, die der Borderlinestörung zugeschrieben werden. Das gilt für einfache Stressreaktionen, etwa die Selbstverletzung und noch viel mehr für komplexere Reaktionen und Verhaltensprogramme. Letztere prägen oft den Erstkontakt mit Borderlinekranken. Mit dem Stress verbundene Phänomene werden deswegen auch von vielen als die Kennzeichen der Störung betrachtet. Immerhin erklären die Stresssymptome eine in der Begegnung bedeutsame Erfahrung, nämlich die der großen Instabilität und Unberechenbarkeit. Sie sind die Auslöser für die starken Kompetenzschwankungen bei den Betroffenen.

Die Stressreaktionen sind allerdings eine Folge der Stressanfälligkeit, sie sind zudem gelernt und eben nicht störungsspezifisch. Für ein gemeinsames Störungsverständnis greifen sie zu kurz, zumal die Frage unbeantwortet bleibt, was die Stressanfälligkeit überhaupt begründet. Das entspricht auch den subjektiven Erfahrungen, die von den Betroffenen selbst geäußert werden. Sicher ist, dass die Erkrankung vor allem das innere Erleben prägt und dabei vor allem die wirksamen Gefühle, die in Ausmaß und Intensität als besonders erlebt werden. Davon wird im subjektiven Erleben das Selbstbild geprägt, aber auch die zwischenmenschlichen Beziehungen werden beeinflusst. Hier treffen sich die subjektiven Wahrnehmungen der Betroffenen und die Beobachtungen der Helfer, sodass eine gemeinsame Sichtweise auf diesen drei Säulen ruht:

- Bei der Borderlinestörung kommt es zu starken und intensiv wahrgenommenen Emotionen,
- in der Folge kommt es episodisch zu starken inneren Spannungen und einem hohen Stressniveau mit ausgeprägter Instabilität des Verhaltens, was zur Entstehung verschiedenster Symptome beiträgt,
- die Erkrankung prägt sowohl das Selbstbild als auch die zwischenmenschlichen Beziehungen.

Das theoretische Modell der Borderlinestörung

Die Borderlinestörung ist keine Erscheinung der Neuzeit. Es gibt aus dem 18. Jahrhundert Fallberichte, die allerdings unter dem Oberbegriff Hysterie zugeordnet waren. Der Begriff »Borderline« stammt allerdings aus dem 20. Jahrhundert und war zunächst für Varianten der Schizophrenie vorgesehen. Es handelte sich dabei aber um einen rein technischen Begriff, der keine Rückschlüsse über die damit gemeinte Störung erlaubte. Tatsächlich gibt es keine Verwandtschaft zwischen der Borderlinestörung und psychotischen Störungen. Auch hat sie nichts mit »Grenzverhalten« zu tun. > Grenzen, Seiten 94 ff., 118

Mittlerweile wird die Erkrankung den Persönlichkeitsstörungen zugeordnet. Hier gehört sie zu den sogenannten Cluster-B-Persönlichkeitsstörungen. Persönlichkeitsstörungen werden heute als Funktionsstörungen (auch Fertigkeitsstörungen) verstanden und keineswegs als Merkmal abweichender Charaktereigenschaften. Weil wir im Alltag im Umgang mit »dem Anderen« und auch uns selbst zu einer ganzheitlichen Sicht neigen, kann der Begriff Persönlichkeitsstörung daher als Störung der Person als Ganzes missverstanden werden. Tatsächlich wird in zwischenmenschlichen Beziehungen grundsätzlich davon ausgegangen, dass bestimmte Eigenheiten relativ stabil sind. Eine solche Reduktion einer Person auf bestimmte Eigenschaften hat im Alltag Vorteile, weil so das Verhalten als berechenbar angenommen und damit in sozialen Beziehungen Sicherheit geschaffen wird. Diese Vorstellung hat auch Auswirkungen auf das Selbstbild, weil Menschen von der Zuverlässigkeit eigener Eigenschaften sehr profitieren. Dieses pragmatische Vorgehen bewährt sich bei spontanen Reaktionen im Alltag, ist aber als Erklärung einer Krankheit untauglich, weil es eine differenzierte Betrachtung der Probleme nicht fördert, sondern geradezu verhindert. Viele Helfer erliegen im Umgang mit Borderlinekranken den Gefahren dieser Perspektive. Es wird wie selbstverständlich von *den* Borderlinern gesprochen, die auf Spaltung aus sind, Therapeuten verschleißen und ständig Grenzen überschreiten.

ABBILDUNG 1

Dimensionales Persönlichkeitsmodell

Fünf-Faktoren-Persönlichkeitsmodell (Costa & McCrae)
Extraversion
Neurotizismus
Verträglichkeit
Gewissenhaftigkeit
Offenheit für neue Erfahrungen

Wie irreführend ein solcher Ansatz ist, lässt sich auch mithilfe des in der Psychologie entwickelten mehrdimensionalen Persönlichkeitsmodells zeigen. Dieses Modell orientiert sich an fünf Eigenschaftsebenen (siehe Abbildung 1). Die Ausprägung der Eigenschaften auf diesen Ebenen lässt sich relativ zuverlässig ermitteln. Bei der Betrachtung aller fünf Ebenen entsteht dadurch ein Persönlichkeitsprofil. Auch hier wird der Mensch nicht vollständig abgebildet, die Einordnung ist aber zuverlässiger als in einem ganzheitlichen Modell. Wird dieses Modell bei Borderlinekranken angelegt, so stellt sich heraus, dass sie in ihren Profilen eine ähnlich hohe Variabilität aufweisen wie andere Menschen auch. Sie haben also gar kein übereinstimmendes Persönlichkeitsprofil.

Ebenso können die Phänomene im Rahmen von Stress nicht als Maßstab herangezogen werden, weil sich unter Stress (Bedrohung) menschliches Verhalten immer auf wenige Reaktionsmuster (Kampf, Fluchtkampf und Todstellen) reduziert.

Will man das Phänomen »Persönlichkeitsstörung« also verstehen, ist es hilfreich, die Bedeutung von Potenzialen zu betrachten. Menschen verfügen nämlich bereits vor der Geburt über eine große Anzahl solcher Potenziale. Sie zu nutzen ist lebensnotwendig. So können

Säuglinge bereits nach der Geburt kommunizieren, fühlen und ihre Interessen vertreten. Die Verfügbarkeit solcher Potenziale ist zwischen den Menschen sehr unterschiedlich. Dabei spielen nicht nur frühe Anlagen, sondern die gesamte weitere biografische Entwicklung eine Rolle. Vor allem wird in der Entwicklung der Einsatz der Potenziale in den verschiedenen Lebenssituationen geübt und gelernt. Was aber geschieht, wenn die Potenziale nur unzureichend vorhanden sind oder aber überentwickelt werden?

Die angelegten und früh erworbenen Bereitschaften führen nicht zwingend zum Einsatz dieser persönlichen Potenziale. Viele sind nur latent vorhanden. Ändert sich aber die Lebenssituation und werden die Potenziale benötigt, kann sich herausstellen, dass ein Mangel an Kompetenzen vorliegt oder aber sogar ein zu stark eingeübtes Muster abgerufen wird. Beides prägt auch die zwischenmenschlichen Begegnungen und damit das soziale Erleben des betroffenen Menschen. Gelingt dadurch die Bewältigung der eingetretenen neuen Situationen nicht, entsteht Stress. Kommt es in der Folge zu einer Entgleisung dieser Muster, können krankheitswertige Symptome entstehen. In diesem Sinne werden Persönlichkeitsstörungen auch als Potenzial- oder Funktionsstörungen verstanden. Da die Potenziale oft den Charakter von Werkzeugen (Fertigkeiten) haben, wird ebenso von Fertigkeitsstörungen gesprochen. Die Entstehung der Störung erschließt sich also aus dem Wechselspiel innerer Bereitschaften eines Menschen und den Umgebungsbedingungen, in denen diese Fertigkeiten benötigt werden.

Allgemein kann daher gesagt werden: Persönlichkeitsstörungen sind Fertigkeitsstörungen, die sich in erster Linie im zwischenmenschlichen Verhalten und im Selbstbild manifestieren.

Damit sind Persönlichkeitsstörungen keine Störung des Menschen als Ganzes, sondern betreffen lediglich Teilaspekte, auch wenn sie alles andere überschatten können. Der Betroffene hat zwar eine

Erkrankung, ebenso jedoch besitzt er Ressourcen, intakte Fähigkeiten und vor allem einen subjektiven, je individuellen Standpunkt, von dem aus die Krankheit erlebt, erlitten und auch beurteilt wird. Diese Sichtweise auf Persönlichkeitsstörungen schützt bei konsequenter Beachtung davor, den Menschen und seine Erkrankung zu einer einheitlichen Gestalt zu verschmelzen.

Dabei bleibt allerdings die Frage offen, welche Art der Fertigkeitsstörung der Borderlineerkrankung zugrunde liegt.

Die Rolle der Emotionen

Bereits bei den ersten Erfahrungen mit den Betroffenen wird die zentrale Bedeutung der Emotionen offensichtlich. Das wird von der neurobiologischen wie auch von der psychotherapeutischen Forschung bestätigt. Die emotionalen Reaktionen von Borderlineerkrankten sind von einem schnellen und starken Anstieg der emotionalen Intensität bestimmt, was auch für die ausgeprägte Stressempfindlichkeit verantwortlich ist. Emotionen spielen bei der spontanen Bewertung von Wahrnehmungen eine zentrale Rolle. Ausgangspunkt sind Sinnesreize, bei denen zuerst eine Mustererkennung erfolgt. Abhängig von der Absicht des Menschen findet als nächster Schritt eine Bewertung statt. Menschen haben unterschiedliche Möglichkeiten der Bewertung, etwa mithilfe von Schmerzerfahrungen. Emotionen haben eine ähnliche Funktion. Während der Schmerz vor allem aversive Reaktionen hervorruft, erlauben Emotionen differenziertere Bewertungen, die auch Annäherung ermöglichen. Aus dem Zusammenwirken von Absicht und emotionaler Bewertung entsteht ein Handlungsimpuls, der das weitere Verhalten entscheidend prägt.

In vielen Bereichen des alltäglichen Lebens reicht der Handlungsimpuls zur Umsetzung einer Absicht aus. Gelegentlich ist allerdings eine Revision notwendig, für die eine Abwägung der Vor- und Nachteile einer Handlung Voraussetzung ist. So kommt es für jeden Menschen im Alltag zu einem Wechselspiel zwischen automatisierten und reflektierten Verhaltensweisen. Allerdings ist unter Stress die Fähigkeit zum Abwägen reduziert. Dazu ein alltägliches

BEISPIEL

Eine alleinerziehende Mutter lebt mit ihrem 15-jährigen Sohn zusammen. Das Verhältnis ist harmonisch. Am Morgen unterhalten sich beide über den bevorstehenden Tag. Die Mutter plant zur Arbeit zu gehen. Sie arbeitet als Sozialarbeiterin in einer Werkstatt für behinderte Menschen. Der Sohn hat für nach der Schule Freunde und seine Freundin zum Computerspielen eingeladen. Der Sohn kündigt an, dass er vorhat, mit den Freunden am Nachmittag etwas zu essen zu machen, wobei er Tiefkühlpizza warm machen will. Die Mutter ist einverstanden, zumal sie sich über die sozialen Fertigkeiten ihres Sohnes freut.

Sie hat dann allerdings einen komplizierten und anstrengenden Tag, der so nicht zu erwarten gewesen war. Sie kommt erschöpft nach Hause und wünscht sich eine Ruhepause. Bei ihrem Eintreffen sind die Jugendlichen nicht mehr da, und sie geht in die Küche, um sich einen Tee zu kochen. Als sie die Küche betritt, bekommt sie einen Schock, denn die jungen Leute haben alle Reste des gemeinsamen Essens in großer Unordnung liegen gelassen. Die Küche wirkt chaotisch und keinesfalls einladend. In der Erinnerung beschreibt die Mutter eine Mischung aus Wut und Traurigkeit und ihr erster Gedanke sei gewesen: »Bin ich denn hier die Putzfrau?!« Ihr erster Impuls ist, die Küche aufzuräumen. Damit will sie sich den Anlass für ihren Ärger aus dem Weg räumen. Diese Vorgehensweise ist aber nur bedingt sinnvoll, weil sie im Grunde ihre negative Grundannahme bestätigt. Ist es nicht sinnvoller, die Verursacher zur Verantwortung zu ziehen? Als die Mutter noch zögert, das Aufräumen zu beginnen, fällt ihr die ungelesene Tageszeitung auf. Sie geht zu der Zeitung, blättert sie durch und merkt eine gewisse Beruhigung. So entschließt sie sich, zu der ursprünglichen Absicht zurückzukehren und eine Erholungspause einzulegen.

In dieser alltäglichen Situation spiegelt sich der Wechsel zwischen Handlungsimpuls und reflektiertem Verhalten wider. Zusätzlich wird deutlich, dass zwischen dem Handlungsimpuls und dem eigentlichen Verhalten eine zeitliche Spanne liegen muss, weil ansonsten ein abgewogenes Verhalten nicht möglich ist. Auch eine solch alltägliche Situation kann für einen Menschen mit einer Borderlinestörung aufgrund der emotionalen Intensität des Erlebens eine Krise nach sich ziehen. Ein schneller Anstieg der Intensität der Wut und Traurigkeit am Anfang der Szene kann dann eine reflektierte Reaktion blockieren und einen Eklat heraufbeschwören.

Zum Nutzen der emotionalen Bewertung benötigt ein Mensch Fertigkeiten. Zunächst muss die Auswirkung des Gefühls auf das Verhalten begrenzt werden. Dazu müssen Fertigkeiten zur Stresstoleranz ebenso eingesetzt werden wie andere Formen der Verhaltenskontrolle. Da die Mutter aus dem Beispiel in der Situation aber nicht nur Wut, sondern auch Traurigkeit entwickelt hat (sie fühlt sich von ihrem Sohn enttäuscht), muss sie zusätzlich zwischen diesen beiden Gefühlen regulieren. Immerhin geht es um einen Kompromiss zwischen Rückzug und Angriff.

Es gibt viele Hinweise, dass bei Borderlineerkrankten vor allem die zweite Fertigkeit, also die Emotionsregulation, nur unzureichend entwickelt ist. Somit haben sie größere Schwierigkeiten, zwischen unterschiedlichen emotionalen Bewertungen Kompromisse zu finden. Das erzeugt gerade in zwiespältigen und unklaren Situationen Unsicherheit.

Bei der Borderlinestörung ist die Fertigkeit, Emotionen zu regulieren, beeinträchtigt, was zu Störungen im Selbstbild und in den zwischenmenschlichen Beziehungen führt.

Auswirkung der emotionalen Instabilität auf die Beziehung

Da in zwischenmenschlichen Beziehungen nicht immer Eindeutigkeit herrscht, führt die emotionale Instabilität bei der Borderlinestörung zu einem mehr oder weniger ausgeprägten Verlust an Sicherheit in Beziehungen. Erschwerend kommt dazu, dass die Betroffenen wegen der Instabilität große Schwierigkeiten haben, sich in die Gefühlswelt anderer hineinzuversetzen (Mentalisieren). Es wird dann schwierig, die Verfassung des anderen in die eigene Verhaltensplanung einzubeziehen (Mentalisierungsschwäche). Eine Konsequenz ist bei den Betroffenen ein zunehmendes Misstrauen und der ständige Versuch, Beziehungen auf einem eindeutigen Niveau zu halten. Das gelingt allerdings nur unvollständig und führt zu dem fortlaufenden Versuch, die Beziehung in jeder Hinsicht kontrollieren zu wollen. Da gelegentlich auch schon kleinere Abweichungen Irritationen auslösen können, kann das Kontrollverhalten die gesamte Beziehung beeinflussen und nicht selten die Ressourcen der beteiligten Personen aufbrauchen und überfordern.

Dies hat auch Auswirkungen auf die Kooperation mit Borderlinekranken in Teams. Teams in therapeutischen Kontexten sind im Allgemeinen sehr um Einheitlichkeit bemüht. Da die spezifischen Arbeitsbedingungen in Kliniken oft die Nichtanwesenheit einzelner Mitglieder bedeuten, müssen sich die anderen auf die Reaktionen der Kolleginnen und Kollegen auf neue Absprachen verlassen können. In der Konfrontation mit Teams machen die Betroffenen aber immer wieder die Erfahrung, dass die Reaktionen der Teammitglieder sich eben doch unterscheiden. Auf Regeln wird in unterschiedlicher Weise bestanden, die Aufmerksamkeit wird unterschiedlich verteilt oder es kommt zu feindseligen Reaktionen. Aus der Verunsicherung heraus hinterfragen die Betroffenen nun diese wahrgenommenen Unterschiede. So kann die Frage »Warum ist der Kollege unfreundlicher als Sie?« als harmloser Klärungsversuch verstanden werden, besonders schwierig aber wird die Antwort darauf, wenn mit dieser Frage ein latenter Konflikt innerhalb des Teams aufgedeckt wird.

Unterschiede sind in jedem Team vorhanden und können auch bei sorgfältiger Bearbeitung nicht immer aufgelöst werden. In einem Team müssen daher viele latente Konflikte akzeptiert werden. Natürlich erzeugt das Ansprechen solcher latenten Konflikte Widerstände, weil damit der Zusammenhalt des Teams infrage gestellt wird. Borderlinekranke können dann traumwandlerisch den Nerv des Teams treffen und erhebliche Kontroversen auslösen. Ihr Versuch, für sich selbst Sicherheit herzustellen, endet damit allerdings häufig genug im Chaos, also dem Gegenteil der eigentlichen Intention.

Aus der Sicht der Betroffenen werden solche Erfahrungen oft als Niederlage oder Versagen interpretiert. Viele schützen sich selbst, indem sie die Verantwortung für das Scheitern auf das Gegenüber projizieren. Häufiges Scheitern von Beziehungen erzeugt zudem bei vielen ein erhebliches Misstrauen gegenüber Beziehungen überhaupt.

Von einer Borderlinestörung Betroffene sind aufgrund ihrer emotionalen Instabilität auf möglichst eindeutige Beziehungen angewiesen. Die Beziehungsaufnahme ist zusätzlich durch die Schwierigkeiten erschwert, das subjektive Befinden des Gegenübers zu erfassen und zu berücksichtigen (Mentalisierungsschwäche).

Die Beziehung aus der Sicht des Helfers

Auch jeder Helfer hat natürlich einen subjektiven Standpunkt, von dem seine Wahrnehmungen und Urteile ausgehen. Die Perspektive des Helfers wird ebenso durch die beruflichen Rahmenbedingungen beeinflusst, weil damit Möglichkeiten bereitgestellt, aber auch Grenzen gesetzt werden. Es gehört zur Alltagserfahrung, dass eine Krankheit etwa in einer Klinik anders betrachtet und gewichtet wird als im Betreuten Wohnen oder gar von den Angehörigen. Es ist einer der wichtigsten Aspekte professionellen Handelns, dass wir Helfende in der Lage sind, die eigene Perspektive (selbst-)kritisch zu reflektieren, um dem Betroffenen die Hilfe überhaupt zugänglich zu machen. Es geht bei Hilfen im Kontext seelischer Erkrankungen selten um »die Wahrheit«, sondern viel häufiger um die Erweiterung der Perspektiven und die gemeinsame Suche nach Erklärungen und daran angepassten Lösungen.

Eine reflektierte Haltung gegenüber Betroffenen erfordert eigentlich eine gewisse wohlwollende Distanz und Neutralität. Eine solche Haltung gegenüber den Betroffenen zu entwickeln gelingt jedoch oft nur unzureichend oder überhaupt nicht. Grund dafür sind die starken Gefühle, die von den Betroffenen in die Beziehung eingebracht werden und die sich auch im emotionalen Erleben des Helfers abbilden.

Menschen mit einer Borderlinestörung erzeugen bei Helfern ungewöhnlich starke Emotionen, die stets reflektiert werden sollten.

Spiegelung von Emotionen – Kindheitserfahrungen

Die Rolle der Emotionen in Beziehungen wurde vor allem in der Kleinkindforschung intensiv betrachtet. Kleinkinder sind häufig auf die Hilfe von Erwachsenen angewiesen und signalisieren offensichtlich ihre Hilfebedürftigkeit mit Signalen, die bei den Erwachsenen eine spiegelbildliche, also ähnliche Emotion erzeugen. Der Erwachsene wird so alarmiert und kann dann seine Lösung wiederum auf einer emotionalen Ebene zurückspiegeln: Das Kind wird getröstet, der Schmerz weggepustet oder die Angst mit anderen sinnlichen Erfahrungen eingedämmt. Das Repertoire von Erwachsenen ist günstigenfalls auf das Kind zugeschnitten. Diese kindbezogenen Verhaltensweisen werden auch »markiertes Verhalten« genannt. Dieser Mechanismus wird später durch weitere Möglichkeiten ergänzt, bleibt jedoch lebenslang erhalten und spielt daher auch im Umgang mit Borderlineerkrankten eine große Rolle.

Die Konfrontation des Helfers mit eigenen starken Gefühlen kann Ausgangspunkt für Aversionen sein, weil ja der Helfer wegen der eigenen emotionalen Reaktionen davon abgehalten wird, eine im oben genannten Sinne professionelle Haltung gegenüber dem Betroffenen überhaupt zu entwickeln. Der Helfer fühlt sich dadurch behindert und entwertet. Die Folge ist eine zunehmende Unsicherheit und steigendes Misstrauen gegenüber dem Betroffenen.

Dieser Mechanismus kann sich auch auf ein gesamtes Team ausweiten, vor allem wenn aufgrund der Regulationsstörungen unterschiedliche emotionale Bewertungen gespiegelt werden. Nicht selten entstehen daraus sehr kontroverse Auseinandersetzungen innerhalb eines Teams, wobei die unterschiedlichen Auffassungen etwa den voneinander abweichenden emotionalen Bewertungen entsprechen.

Im Interesse der Aufrechterhaltung der Beziehung zu den Betroffenen ist es sicherlich hilfreich, mit der Spiegelung von Emotionen und der damit verbundenen Induktion eigener Gefühle zu rechnen und sie nicht als unprofessionell abzuwehren, denn das Auftauchen von Emotionen in der Beziehung ist ein Teil der Lösung. Auch wenn die Betroffenen aufgrund ihrer emotionalen Regulationsstörung gerne in einer widerspruchsfreien Umgebung leben wollen, sind die Unterschiede zwischen den Helfern ein gutes Übungsfeld für den Betroffenen, diese Unterschiede als Bereicherung und nicht als Störung wahrzunehmen.

Dazu ist aber die Akzeptanz von und der Respekt vor Unterschieden eine Voraussetzung. Dazu kann das Verstehen der Krankheit als emotionale Störung beitragen, etwa die starke Gefühlsabhängigkeit der Wahrnehmung des Betroffenen.

Diese vielen Möglichkeiten und Perspektiven mögen zunächst irritierend wirken. Später wird man es gerade in schwierigen Situationen zu schätzen wissen, dass ein Perspektivwechsel Blockaden aufheben kann.

Beziehungen aus der Perspektive der Angehörigen und Freunde

Sehr viel mehr als das Verhältnis von Betroffenen und Professionellen ist die Beziehung zu den Angehörigen und Freunden durch die emotionale Seite der Borderlinestörung geprägt. Hier verwischt noch viel stärker die Zuordnung der Verantwortung, etwa zwischen Täter und Opfer. Sorge wird von Ärger abgelöst und von gegenseitiger Feindseligkeit begleitet. Inniger Nähe folgt Distanzierung. Oft sind alle Beteiligten angestrengt und erschöpft, häufig ratlos. Von außen betrachtet ist es oft verwunderlich, dass der Zusammenhalt überhaupt funktioniert. Der Zugang der professionellen Helfer zum sozialen Netz der Betroffenen wird zusätzlich dadurch erschwert, dass die Verantwortung für die Probleme auf die Einflüsse des sozialen Netzes projiziert wird. Das gilt besonders in sozialen Kontexten, in denen Gewalt, Missbrauch und Vernachlässigung vorliegen. Dabei wäre die soziale Unterstützung für die Überwindung der Störung von großer Bedeutung.

BEISPIEL

Frau Dr. S. war froh, für ihre Tochter M. so schnell einen Therapieplatz gefunden zu haben. Sie wollte sie jetzt gleich mit dem Auto in die Klinik fahren und das Enkelkind mitnehmen. Jemand musste ja für das Kind sorgen, obwohl sie selbst durch ihre Rechtsanwaltskanzlei zeitlich sehr gefordert war. Mit einem gewissen Grauen erinnerte sie sich an die vergangene Woche und den Eklat, zu dem es mit ihrer Tochter gekommen war. Aber immerhin war dabei endlich die Entscheidung zur Therapie herausgekommen.

Frau S. hatte damals gegen den Willen ihrer eigenen Eltern Jura studiert. Der Vater wollte, dass sie nach dem Abitur mit einer Berufsausbildung anfinge. Es war zu einem Streit gekommen und die Eltern hatten sie danach finanziell nicht unterstützt. Aber sie hatte sich durchgebissen. Während des Studiums hatte sie dann ihren zukünftigen Mann kennengelernt und war sehr bald schwanger geworden. Zu einer Abtreibung hatten sie sich nicht durchringen können, obwohl sie es für ein Kind zu früh fanden; ohnehin hatte Frau S. früher oder später Kinder haben wollen und eine »richtige« Familie.

Ihre Tochter war von Anfang an schwierig gewesen, hatte nicht geschlafen und war viel krank gewesen. Trotzdem hatte Frau S. ihr Studium weitergeführt und zusammen mit ihrem Mann versucht, das Beste aus der Situation zu machen. Als M. in die Schule ging, war sie selbst mit dem Studium fertig, fand aber zunächst keinen festen Job, ebenso wenig wie ihr Mann.

In der Schule fingen die Schwierigkeiten mit M. an: Sie wollte einfach nicht lernen. Frau S. erinnerte sich, wie sie jeden Abend nach der Arbeit mit der Tochter die Hausaufgaben durchging und die Tochter regelmäßig mit einem Wutanfall laut schreiend die Zusammenarbeit beendete. Natürlich hatte sie sich nicht immer beherrschen können und die Tochter manchmal geschlagen. Schließlich war Frau S. dann in eine Kanzlei eingestiegen und hatte sehr viel zu tun gehabt. Danach wurden noch die beiden Söhne geboren, mit denen es von Anfang an leichter gewesen war.

Wegen der Schwierigkeiten mit der Tochter hatte sie Kontakt zum

Schulpsychologischen Dienst aufgenommen. Danach war das Verhältnis eine Zeit lang entspannter. Aber mit dem Beginn der Pubertät fingen die Schwierigkeiten erneut an. Die Tochter kleidete sich nur noch schwarz, verweigerte die Kooperation, schwänzte die Schule und hatte die ersten Drogenkontakte. Ein Gespräch mit ihr war nicht möglich. Frau S. erinnerte sich, dass sie sich in dieser Zeit ständig mit einem Gefühl der Überarbeitung und Resignation herumplagte. Auch das Verhältnis zum Ehemann war zu dieser Zeit angespannt. Eigentlich habe sie es ja gut gemeint. Sie hatte der Tochter ein unbeschwertes Leben bieten wollen, diese sollte nicht die Schwierigkeiten haben, die sie in ihrer Jugend gehabt hatte. Warum war das Gespräch mit ihrer Tochter so schwer? Warum weigerte sich die Tochter so vehement, den Ratschlägen der Eltern zu folgen?

Frau S. erinnerte sich, wie die Tochter ihren Freund kennenlernte, die Schule abbrach und dann mit dem Freund in eine andere Stadt gezogen war. Sie hatte danach nicht mehr viel von der Tochter gehört, war aber immer wieder mit teilweise unverschämten Geldforderungen konfrontiert worden. Sie war sich sicher, dass die Tochter nach wie vor Drogen konsumierte. Frau S. war besorgt und hatte M. immer wieder ihren Lebensstil vorgehalten. M. hatte aber immer böse reagiert und gesagt, das sei ihre eigene Sache.

Noch etwas anderes gab es, womit Frau S. überhaupt nicht zurechtkam: M. verknüpfte ihre Geldforderungen jeweils mit einem Versprechen. Einmal wollte sie Kosmetikerin werden, dann eine Schule zur Fremdsprachenkorrespondentin besuchen und anderes. Keine dieser Absichten wurde je realisiert, und es waren immer die anderen, die daran die Schuld trugen.

Vor einigen Monaten teilte M. mit, dass sie schwanger sei und das

Kind bekommen wolle. Es sei jetzt Zeit, eine Familie zu gründen. Als das Kind geboren war, hatte Frau S. sich nur widerwillig bereitgefunden, der Tochter weiterhin Geld zu geben. Sie hatte von Anfang an betont, dass sie für die Versorgung des Kindes nicht zur Verfügung stehe. »Einmal muss doch Schluss sein«, hatte sie innerlich gedacht.

Dann der Anruf von M. in der letzten Woche, eine Art Notruf. Gemeinsam mit dem Ehemann war sie hingefahren und hatte M. völlig aufgelöst in der Wohnung vorgefunden. Der Freund war verschwunden, sie war beim Ladendiebstahl erwischt worden und die Polizei hatte bei ihr Drogen gefunden. Sie komme mit der Versorgung des Kindes überhaupt nicht zurecht. Ihr Leben habe keinen Sinn mehr und sie wolle Schluss machen. Frau S. konnte sich im Nachhinein nicht erklären, was dann mit M. geschehen war. Sie hatte zu schreien begonnen, war ziellos durch die Wohnung gelaufen und hatte wahllos Gegenstände gegriffen und sie zu Boden geworfen. Herr S. hatte sie ohne Erfolg zu beruhigen versucht und später den Notarzt gerufen, der ihr dann eine Beruhigungsspritze gab. Daraufhin war sie erschöpft eingeschlafen.

Die Geschichte ist aus der Sicht einer Mutter erzählt, deren Tochter an einer Borderlinestörung leidet. Die Tochter erzählt später in der Therapie, dass sie sich schon immer von der Mutter sehr unter Druck gesetzt gefühlt habe. Dabei habe sie ihren Leistungsanforderungen nie gerecht werden können. Der Therapeut kann nach einem Familiengespräch die Schilderung der Tochter gut nachvollziehen, denn die Mutter erscheint auch ihm als gereizt und sehr fordernd. So äußert sie beispielsweise nach kurzer Zeit ihren Unmut über die Therapie, die nach ihrer Auffassung zu wenige Fortschritte erziele. Der Therapeut notiert nach dem Gespräch: »Mutter von M. ist nur unzureichend introspektionsfähig. Wirkt gegenüber der Tochter kritisch und fordernd. Bessere Abgrenzung von M. gegenüber der Mutter muss gefördert werden. Unterbrechung der Besuche erwägen.«

In dieser Geschichte werden zunächst die unterschiedlichen Perspektiven der Beteiligten deutlich, eine wichtige Rolle spielen dabei der Fleiß und der Ehrgeiz von Frau S. Für sie selbst sind diese Eigenschaften positiv, denn mit ihrer Hilfe hatte sie die Ablösung von den eigenen Eltern geschafft und eine Reihe familiärer und materieller Probleme bewältigt. Sie hat aber offensichtlich große Mühe, mit Herausforderungen fertigzuwerden, die nicht mit Fleiß gelöst werden können.

Für die Tochter haben die Eigenschaften der Mutter nicht nur positive Seiten, denn für sie sind sie vor allem eine Quelle von Druck und Überforderung. Der Therapeut sieht das Geschehen zunächst aus der Sicht von M., deren Position er besser kennt. Auch er bewertet die Eigenschaft der Mutter negativ, zumal sie seinen Entwicklungsvorstellungen entgegenlaufen: M. soll ihre Interessen besser wahrnehmen und umsetzen lernen. Sicherlich kann Frau S. im engeren Sinne nicht als krank bezeichnet werden, aber es wird deutlich, wie unterschiedlich die Auswirkungen und Bewertungen bestimmter Eigenschaften (in diesem Beispiel sind es Fleiß und Ehrgeiz) abhängig vom Kontext sind.

Die Borderlinestörung beeinflusst auch die Partnerschaften der Betroffenen. Insbesondere der Austausch und Abgleich gegenseitiger Erwartungen kann von der emotionalen Instabilität beeinflusst und behindert werden. Partnerschaften erfordern noch mehr als andere enge soziale Beziehungen die Fähigkeit, Emotionen zur regulieren.

Der Abgleich von Erwartungen ist maßgeblich für die Kontinuität einer Beziehung. Die gegenseitigen Erwartungen sind in den unterschiedlichen Phasen einer Partnerschaft jedoch großen Änderungen unterworfen, was auch zu einer veränderten emotionalen Bewertung der Partnerschaft beiträgt. Ebenso können die durch die geringe Stresstoleranz der Betroffenen ausgelösten Krisen die Partnerschaft stark beeinträchtigen, was zu nachhaltigen Schäden und Entfremdung führen kann.

Gleichzeitig kann etwa die Angst vor dem Alleinsein den Betroffenen dazu motivieren, Beziehungen einzugehen, die für beide Beteiligten letztlich schädlich sind. Gewalt, Missbrauch, aber auch Nachstellungen können dann die Beziehung prägen, ohne dass die Beteiligten in der Lage sind, die Beziehung oder zumindest die Missstände zu beenden.

Die Borderlinestörung beeinflusst die zwischenmenschlichen Beziehungen also in vielfältiger Weise. Beziehungsabbrüche, zum Teil erhebliche zwischenmenschliche Spannungen und eine unzureichende Kontinuität in den Beziehungen sind bei vielen Betroffenen die Folge. Kein Wunder, dass mit der Zeit ihr soziales Netz kleiner und labiler wird. Das hat erhebliche Auswirkungen auf die sozialen Erwartungen der Betroffenen – so sind die Grundpfeiler von Zufriedenheit erheblich gefährdet. Es greift mithin zu kurz, als Helfer die Verabschiedung von ungünstigen und schädigenden Einflüssen zu begrüßen, wenn die Betroffenen nicht gleichzeitig dabei unterstützt werden, aktiv zu werden und (neue) soziale Netze zu knüpfen, Bindungen aufzubauen und für Nachhaltigkeit zu sorgen.

»TRIALOG« Der Aufbau und die Pflege sozialer Unterstützung macht eine umfassende Zusammenarbeit verschiedener Personen notwendig. Deswegen ist eine »trialogische Perspektive« auf die Störung notwendig: Betroffene, Angehörige, Fachleute. Zunächst ist der Trialog ebenfalls durch starke emotionale Ausschläge geprägt, die zu Sorgen, katastrophisierenden Gedanken und zwischenmenschlichen Krisen Anlass geben. Nicht selten treten von emotionalen Reaktionen getriggerte gegenseitige Vorwürfe auf. Manchmal haben sich die Protagonisten so weit voneinander entfernt, dass die Aufnahme einer Kommunikation fast unmöglich erscheint. > Trialog, Seite 134

Sind drei Parteien in eine Sache involviert, kann es zu Koalitionen kommen, die einen Ausgleich zusätzlich erschweren. Eine gemeinsame Perspektive auf die Störung und die daraus abgeleiteten Konsequenzen machen allerdings auch eine gemeinsame Sprache und ein gemeinsames Verständnis der Störung notwendig, die aber oft eben nicht vorausgesetzt werden kann. Schon ein Gespräch zwischen Professionellen, etwa zwischen Jugendhilfe und psychiatrischer Klinik, kann daran scheitern. Deswegen ist auch hier ein Ritual von Wertschätzung und gegenseitigem Respekt eine unabdingbare Voraussetzung für das Gelingen. Dafür müssen sich alle Beteiligten einer Kooperation stellen und bereit sein, die vielen Vorteile und Vorbehalte zu überwinden.

Auswirkungen der Störung auf das Selbstbild

Wir Menschen machen uns nicht nur ein Bild von anderen, sondern wir haben ebenso ein Bild vom eigenen Körper, von unseren emotionalen Reaktionen und vom eigenen Verhalten: ein Bild des Selbst, das die eigenen Reaktionen berechenbar macht und damit die Selbstsicherheit erhöht. Bei den Borderlinebetroffenen spiegelt sich die Erkrankung in ihren Einschätzungen und Bewertungen, also im Selbstbild wider. Sowohl die Krisenanfälligkeit als auch die emotionale Instabilität wirkt sich ungünstig auf die Entwicklung der Selbstsicherheit aus. Weil Körper und Gefühle in Aufruhr sind, das Innere chaotisch scheint, verlieren viele den sicheren Zugang zu ihren eigenen Reaktionen und Verhaltensweisen. Eine Selbsthilfegruppe formulierte einmal die Aussage: »Borderline ist = den Kontakt zu sich selbst verloren zu haben und der verzweifelte Versuch, diesen Kontakt mit allen Mitteln wiederherzustellen.«

Die Suche nach Sicherheit ist die Reaktion auf eine tiefe Verunsicherung. Inneres Chaos wird auch als eine Art unruhige Leere empfunden, weil es in der Betrachtung des Inneren keine Ankerpunkte gibt, die eine Orientierung ermöglichen. Das für die Borderlinestörung typische »Nicht-allein-sein-Können« ist ein Ausdruck dieser außergewöhnlichen starken Betroffenheit von innerer Leere und Ratlosigkeit. Das wiederum löst Angst aus und erzeugt Anspannung. Dieser Zustand ist für Betroffene oft unerträglich, erzeugt aber darüber hinaus auch Unverständnis bei anderen. Hier werden eher die Folgen der Anspannung wahrgenommen, etwa Selbstverletzungen, Suizidversuche, Drogenkonsum und Feindseligkeit. Für den Betroffenen resultiert aus diesen Unterschieden in der Selbst- und Fremdwahrnehmung eine noch größere Verunsicherung und bei vielen auch ein Gefühl der Einsamkeit und des »Nicht-verstanden-Werdens«.

Identität

Persönliche Potenziale können nur dann als Fertigkeiten genutzt werden, wenn sie dem Individuum kognitiv und emotional auch zugänglich sind. Als Vermittlungsinstanz zwischen Möglichkeit und Umsetzung hat die Identität eine wichtige Funktion. Gerade in den Lebensphasen von Jugend, Adoleszenz und Postadoleszenz spielt die Entwicklung einer tragfähigen Identität eine zentrale Rolle. Selbstverständlich haben auch Kinder eine Identität, jedoch wird später das Identitätsgefühl sehr viel mehr von bewussten eigenen Entscheidungen und kritischen Selbstreflexionen geprägt.

Die Identität ist nicht zuletzt das Ergebnis einer durch innere Motive angetriebenen Suche und daraus resultierender Entscheidungen, die allerdings nicht unbedingt bewusst sein müssen. Damit leistet die Identität einen wesentlichen Beitrag zur Stabilisierung des Selbstbildes. Der Prozess von Suche und Entscheidung spielt sich selbstverständlich unter den jeweiligen Umweltfaktoren ab (Sozialisation). Das Zusammenspiel von Selbstbildentwicklung und Umwelteinflüssen ist komplex und oft nicht vorhersagbar. Gelingt die Abstimmung von Suche und Entscheidung nicht, resultiert daraus oft eine quälende Infragestellung der eigenen Person, die sich etwa durch erhebliche innere Spannungszustände zeigt. In der Zeit vom Beginn der Pubertät bis zum Abschluss der Zeit als junger Erwachsener muss die Identität veränderten äußeren und inneren Anforderungen angepasst werden und wird auch im weiteren Lebensverlauf stetig umgebaut.

Die Identität hat verschiedene Komponenten (siehe Abbildung unten). Eine wichtige Komponente ist die *Kontrollüberzeugung.* Gerade für die Entwicklung von Selbstsicherheit oder auch von Selbstgewissheit ist das Wissen oder die Annahme ausschlaggebend, das eigene Leben und die Umgebung aus eigener Kraft gestalten zu können (interne Kontrollüberzeugung). Im Gegensatz dazu kann das Gefühl, der Umwelt ausgeliefert zu sein, Anlass zu Angst und Unsicherheit geben (externe Kontrollüberzeugung). Gerade bei traumatisierenden Erfahrungen ist die Hilflosigkeit (extreme Form einer externalen Kontrollüberzeugung) ein bedeutsamer Faktor.

Natürlich ist eine vollkommene Kontrolle über die eigene Person und die Umgebung nicht möglich, sondern es müssen Kompromisse geschlossen werden, welche die Identität zuweilen auf eine harte Probe stellen. Hierbei ist entscheidend, wie sehr es dem Einzelnen dennoch möglich ist, Verantwortung für sein Handeln zu übernehmen, also einen eigenen Standpunkt zu entwickeln.

ABBILDUNG 2

Komponenten der Identität

Kognitive Komponente	stabiles, realistisches und gut integriertes Selbstkonzept
Emotionale Komponente	positives Selbstgefühl
Motivationale Komponente	internale, adäquate und auf Kompetenz beruhende Kontrollüberzeugung

Identität schafft Sicherheit, und die ist gerade in Situationen gefordert, die nicht eindeutig sind. Identität (etwa der Aspekt der sexuellen Präferenz) hilft, Eindeutigkeiten herzustellen. Sie versetzt das Individuum in die Lage, die mit einer Konstellation verbundenen Ambivalenzen und Verunsicherungen auszuhalten und zu »beantworten«.

Die Identitätsentwicklung ist bei der Borderlinestörung gleich mehrfach beeinträchtigt. Die emotionale Instabilität erschwert es, eine angemessene Balance zwischen innerem Erleben und äußeren Erfahrungen zu finden. So kann die Erfahrung im Hinblick auf ihre Bedeutung nicht ausreichend ausgewertet und integriert werden. Aber auch die Schwierigkeit, Widersprüche und Gegensätze auszuhalten, erschwert die für die Identitätsentwicklung notwendige Integration unterschiedlicher Selbsterfahrungen. Identitätsstörungen sind daher ein wesentliches Element der Borderlinestörung und gelten mit Recht als ein Kriterium bei der Diagnosestellung. > Erfahrungsauswertung, Seiten 61, 67, 89

Jede gegenwärtige Erfahrung wird auf der Basis der Biografie eines Menschen erlebt und beurteilt und verglichen. Dafür ist die Erinnerung von Bedeutung. Wir erinnern aber nicht nur Episoden und daraus hergeleitetes Wissen, sondern auch vage Eindrücke und Prägungen. Auf diesem Wege kann sogar ein kleines Detail in der Gegenwart eine ungeahnte Bedeutung bekommen. Aus der Biografie können Selbstvertrauen, aber auch nachhaltige Verletzungen resultieren.

Es gibt viele Hinweise darauf, dass jene von Borderline Betroffene gehäuft unter ungünstigen Bedingungen aufgewachsen sind. Das betrifft vor allem die Aspekte Gewalterfahrung, sexueller Missbrauch und Vernachlässigung. Diese Bedingungen scheinen die Entwicklung einer Borderlinestörung zu begünstigen. Offensichtlich kommt es zu fortlaufenden Synergien zwischen der entstandenen emotionalen Instabilität und den ungünstigen Entwicklungsbedingungen. Oft entsteht daraus eine Art negativer Identität, die etwa mit Gedanken »zu kurz gekommen zu sein« oder »grundsätzlich zu versagen« verbunden sind.

Entwicklungsfaktoren

Die Persönlichkeit eines Menschen ist einem ständigen Entwicklungs- und Veränderungsprozess unterworfen. Diese Entwicklung erfolgt in Phasen und Sprüngen. In Beziehung zu den jeweiligen gesellschaftlichen, sozialen Anforderungen und Aufgabenstellungen lassen sich daraus Lebenszyklen ableiten.

Die Hirnforschung hat inzwischen bestätigt, wie sehr die Entwicklung eines Menschen aus der Verschränkung von biologischen Bedingungen und erworbenen Umwelterfahrungen resultiert. Bereits Neugeborene verfügen über eine große Bandbreite von Fertigkeiten, also über eine große Kompetenz (»kompetenter Säugling«). Aber erst die Umwelterfahrungen versetzen den Menschen in die Lage, diese Potenziale zu nutzen und auszubauen. Insbesondere die Fähigkeit, Strukturen zu erkennen (etwa im Bereich der Sprache), bildet die Grundlage für die Auswertung von Erfahrung und somit der Erweiterung der Kompetenz.

Die individuelle Entwicklung kann, diesem Modell folgend, auf vielfältige Weise gestört werden, etwa wenn wichtige Erfahrungen nicht zugänglich waren, unzeitgemäß erfolgten oder Erfahrungen nicht bewältigt werden konnten und traumatisierend wirkten. Allgemein besteht dabei Konsens, dass Vernachlässigung, Gewalt und Missbrauch in der Entwicklung die Hauptquellen für die Störung darstellen.

Die Borderline-Persönlichkeitsstörung scheint sich im Kontext der Jugendphase und des jungen Erwachsenenalters zu entwickeln. Grund dafür ist möglicherweise, dass gerade in dieser Lebensphase die komplexen sozialen Aufgabenstellungen (Eingehen von intimen Beziehungen, Körpererfahrungen, Loslösung von der Primärfamilie, erste Schritte zu einer beruflichen Identität) und die körperlichen wie psychischen Veränderungen vor allem die emotionalen Ressourcen eines Menschen fordern und gegebenenfalls auch überfordern.

Die Borderline-Persönlichkeitsstörung ist eine mehrfaktoriell verursachte Erkrankung. Ihr Auftreten steht im Zusammenhang mit stressreichen Lebensereignissen. Unzureichend entwickelte Fertigkeiten prägen das Fühlen, Denken und Verhalten der Betroffenen.

Faktoren in der Biografie erklären aber die Entstehung des oft negativen Selbstbildes von Borderlinestörungen nicht vollständig. Nicht jeder Betroffene ist traumatisiert oder war ein vernachlässigtes Kind. Auch ist die Selbstbewertung, zu versagen, nicht richtig oder anders als andere zu sein, daraus nicht vollständig erklärbar. Die Borderlinestörung äußert sich vor allem in den spontanen Reaktionen eines Menschen. Dabei spielen die biografischen episodischen Erinnerungen eine geringere Rolle als die erinnerten Eindrücke und Prägungen. So werden auch die spontanen Reaktionen durch Erfahrungen beeinflusst und modifiziert.

Erfahrungen, Emotionen und Schemata

Die Reaktion eines Menschen auf seine Umwelt ist nicht spontan und zufällig, sondern basiert auf der (bewussten und unbewussten) Auswertung vergangener Erfahrungen. Damit aber eine solche Auswertung möglich ist, müssen Erfahrungen:

- (über die Sinne) aufgenommen,
- erkannt und eingeordnet sowie
- bewertet werden, um dann
- eigene Reaktionen zu entwickeln und
- deren Wirksamkeit zu überprüfen.

Die Umwelt erschließt sich über die Sinne, sodass der Charakter einer Erfahrung davon abhängt, welche Sinne dabei genutzt werden. Damit sind vor allem jene Erfahrungen wertvoll und entwicklungsfördernd, bei denen möglichst viele Sinne einbezogen werden. Stehen solche sinnlichen Erfahrungen nicht ausreichend zur Verfügung, entwickelt sich später ein Defizit im inneren Erleben. Die *Einordnung* der Erfahrung erfolgt wahrscheinlich anhand von prototypischen, semantischen Zuordnungen. Die *Bewertung* einer Erfahrung erfolgt aber unter anderem emotional. Und Emotionen steuern sicherlich auch die unmittelbaren Reaktionen (etwa Flucht, Kampf, Vermeidung). Bis dahin erfolgt die Auswertung meist implizit, also nicht bewusst. Im Alltag wird der überwiegende Teil der Erfahrungen auf diese Weise ausgewertet. Erst wenn die einfachen Reaktionen nicht ausreichen und komplexere Reaktionsformen notwendig werden, erfolgt eine gedankliche Reaktion (kognitiver Anteil). So steuern die Gedanken zwar meist nicht die unmittelbaren Reaktionen, wohl aber erlauben sie die differenzierte Auswertung.

Emotionen dienen also vor allem der spontanen (unbewussten) Bewertung von Erfahrungen. Sie sind somit ein Teil des Signalsystems, über das ein Mensch verfügt. Der Vorläufer der Emotionen ist der Schmerz, der unmittelbare Gefahren erkennen lässt, an Krankheiten erinnert und vor Gesundheitsgefahren warnt. Die emotionalen Signale sind sicherlich etwas langsamer, jedoch bilden sie verschiedene Qualitäten ab und ermöglichen damit noch komplexere Reaktionen. Im Gegensatz zum Schmerz verblassen Emotionen mit der Zeit, auch wenn die Ursache der emotionalen Reaktion weiterbesteht. Emotionen lassen sich in drei Komponenten einteilen, nämlich:

- eine Körperreaktion,
- motivationale Reaktion (Annäherung, Vermeidung),
- subjektiv-empfindende Komponente.

Emotionen und Körperlichkeit haben von Anfang an eine sehr enge Kopplung und beeinflussen sich gegenseitig. Deswegen benutzen viele Borderlinekranke ihren Körper, um emotionale Reaktionen zu beeinflussen. Dagegen sind die Einflussmöglichkeiten durch Gedanken und Einsicht relativ begrenzt. Gedanken, Pläne und Absichten spielen allenfalls bei der Korrektur spontaner Reaktionen eine Rolle, beeinflussen jedoch nur indirekt die emotionale Bewertung. Somit macht allein ein Gedanke, dass Glück angenehmer ist als Furcht, noch nicht glücklich.

SCHEMATA Die Auswertung von Erfahrungen in den oben beschriebenen Schritten weist darauf hin, dass die strukturelle Nutzung von Erfahrungen eine komplexe Verarbeitung voraussetzt, bei der die einzelnen Komponenten des Wahrnehmens, Erkennens, Bewertens, Reagierens und Auswertens aufeinander bezogen werden. Daraus entstehen *Schemata*, die dann später in ähnlichen Situationen eine schnellere, hoffentlich erfolgreiche und komplexe Reaktion ermöglichen.

Schemata bestehen aus verschiedenen Komponenten, nämlich aus:

- einem schemarelevanten Stimulus oder Trigger (etwa Streit, Kritik, Einsamkeit),
- einem Grundbedürfnis oder auch Absicht (etwa Bindung, Selbstwert, Kontrolle oder Orientierung),
- einer nicht bewussten Erinnerung an frühere Situationen,
- einer hieraus entspringenden Bewertung des Stimulus in Form einer Emotion sowie
- spontanen Gedanken und Handlungsimpulsen.

Schemata entwickeln sich aufgrund mehrfacher positiver Erfahrungen. Sie werden dadurch stabilisiert und in das Repertoire der automatischen Reaktionen übernommen. Sie erlauben nur dann eine schnelle Reaktion, wenn sie relativ stabil bleiben und zumindest in jeder neuen Situation zu einer wenn auch gelegentlich unvollständigen Lösung führen. > Schemata, Seiten 89, 109

Schemata sind daher wichtige Bestandteile unserer alltäglichen Funktionsfähigkeit. Allerdings ändern sich die Rahmenbedingungen unseres Lebens ständig, sodass es keine Garantie gibt, dass ein einmal erfolgreiches Schema über die Zeit erfolgreich bleibt. Das gilt vor allem für Schemata, die unter ungünstigen Entwicklungsbedingungen als Lösungen gelernt worden sind. So werden beispielsweise Bindungsschemata durch den Umgang mit zentralen Bezugspersonen gelernt. Hierbei spielen die Zuverlässigkeit (Berechenbarkeit) und die Zuwendung der Bezugspersonen eine entscheidende Rolle.

BINDUNGSSTILE Mangelnde Berechenbarkeit und Zuwendung dieser Personen kann zu einem unsicher-desorganisierten Bindungsstil führen. In einem solchen Kontext erhält man die Bindung aufrecht, obwohl durch die Unberechenbarkeit und mangelnde Einfühlung Irritationen die Regel sind. Das Kind lernt nun, wie es die Bezugspersonen trotz mangelnder Fürsorge und Aufmerksamkeit zu diesen »zwingen« kann. In späteren Beziehungen kann ein solches Verhalten aber geradezu das Gegenteil bewirken, nämlich den Partner abschrecken. Dann wird das Schema dysfunktional. > Mentalisierung, Seiten 85 f., 144

Für Borderlinebetroffene ergibt sich damit ein doppeltes Risiko, dysfunktionale Schemata zu entwickeln, nämlich die Konfrontation mit ungünstigen Entwicklungsbedingungen einerseits und die eigenen Schwierigkeiten bei einer sicheren emotionalen Einordnung andererseits.

Gelernte Schemata erzeugen Gewissheiten und die eigene Einschätzung wird als wahr empfunden. Umso schmerzhafter ist, wenn durch die dysfunktional gewordenen Schemata im Alltag häufiger Frustrationen und Misserfolge stattfinden. Auch wenn man das eigene Verhalten dann als unzureichend erkennt, sind die Schemata als Reaktionen stabil und nicht leicht zu ändern, zumal sie ja als Erfolgsschemata gelernt worden sind. Erkenntnis hilft also nur bedingt weiter.

Zusätzlich wird die Konfrontation mit dysfunktionalen Schemata dadurch erschwert, dass sie gelegentlich den Charakter einer selbsterfüllenden Prophezeiung erhalten: Jeder auch noch so geduldige Helfer wird bei einem ausgeprägten Testverhalten, die »Zuverlässigkeit« der Beziehung herauszufinden, am Ende die Geduld verlieren. Schon ist die Bestätigung der Unzuverlässigkeit eingetreten. Solche Schemata sind durch wiederholte korrigierende Erfahrungen veränderbar, allerdings nur langsam und mit Geduld. Das wiederholte Erleben von Misserfolgen aufgrund dysfunktionaler Schemata trägt wesentlich zur Entwicklung eines negativen Selbstbildes bei.

Die Borderlinestörung ist mit einer großen Anzahl dysfunktionaler Schemata verbunden, die im Alltag eine angemessene Reaktion verhindern und ein Gefühl des Kontrollverlustes erzeugen. Das hat erhebliche Auswirkungen auf die Art des Selbstbildes. Schemata sind stabil und verändern sich erst unter wiederholten korrigierenden Erfahrungen.

Der Einfluss der Störung auf das Selbstbild des Helfers

Für das Selbstbild des Helfers spielen Schemata wie die Aufopferungsbereitschaft eine Rolle, die bei vielen eine tiefe Verwurzelung in der Biografie haben. Ebenso haben sich Bindungsmuster herausgebildet, die jede neue Beziehung mitprägen und vor allem Erwartungen erzeugen. Aber auch zahlreiche andere Faktoren beeinflussen das Selbstbild des Helfers und seine Sicht auf die Besonderheiten der beruflichen Identität. Stabilität bekommt die berufliche Identität durch wiederholte Bestätigung, damit der Helfer sein Handeln als wirksam beurteilen kann. Bleibt diese Bestätigung aus, wie gelegentlich beim

Umgang mit chronisch Kranken, gerät das berufliche Selbstbild ins Wanken. Bei einer solchen Konstellation entwickeln Helfer oftmals Zorn, den sie auf die Betroffenen projizieren. In jedem Fall ist es dabei schwierig, sich diesem Zorn zu entziehen, vor allem dann, wenn er als unprofessionell gewertet wird. Borderlinekranke haben auch deswegen bei Helfern einen »schlechten« Ruf, weil sie aufgrund ihrer Störung das professionelle Selbstbild des Helfers infrage stellen. Das eventuelle Misstrauen lässt die Fürsorge des Helfers als unglaubwürdig erscheinen oder die Großzügigkeit als Gleichgültigkeit wirken.

Selbstreflexion Versuchen Sie sich an eine Situation zu erinnern, in der Sie innerlich nicht umhinkonnten, den Angehörigen eines Betroffenen, anderen Helfern oder Freunden die Verantwortung für ihre Probleme zu geben.

Borderlinekranke profitieren von denselben Faktoren wie andere Patientengruppen auch:

- die Erfahrung einer wertvollen Beziehung,
- die Bereitschaft zu Offenheit,
- die Mobilisierung von Hoffnung,
- die Konfrontation mit den Problemen,
- das Entgegenbringen von Interesse,
- die gemeinsame Erarbeitung von Erklärungen und Lösungen.

Es geht also gar nicht darum, ganz neue Beziehungsformen mit Borderlinekranken zu entwickeln, sondern sich gemeinsam in die Lage zu versetzen, hilfreiche Beziehungen aufzubauen und diese eben nicht als selbstverständlich vorauszusetzen. Dafür muss die Beziehung von beiden Seiten im Sinne einer Verhandlung geklärt und eingeordnet werden. Helferinnen und Helfer müssen ihre Möglichkeiten selbstkritisch betrachten und in der Lage sein, sich vor Überforderung zu schützen.

Die Gestaltung einer hilfreichen Beziehung bei Borderlinekranken gelingt nur, wenn die Rahmenbedingungen zuvor sicher ausgehandelt werden.

Das Selbstbild des Helfers ist selbstverständlich auch durch die beruflichen Rahmenbedingungen geprägt. Die Erwartungen, die daraus resultieren, müssen sich nicht unbedingt mit denen der Betroffenen decken. Ein gutes Beispiel dafür ist die Delegation von Verantwortung an die Helfer. Jedoch ist die Verantwortung für den Klienten die eine Seite, die andere betrifft die Aufrechterhaltung der Institution. Diese doppelte Delegation von Verantwortung kann in verschiedenen Richtungen zum Problem werden, etwa wenn ein Sicherheitsverhalten eher der Stabilisierung der Institution dient als dem Fortschritt des Klienten. Aufgrund der emotionalen Instabilität kann man in diesem Fall nicht auf die Unterstützung der Betroffenen rechnen. So kann es passieren, dass die Anforderungen der Institution erfüllt werden, die Betroffenen auch eine Rechtfertigung für dieses Vorgehen zu liefern scheinen, sich die Situation aber dramatisch zuspitzt und verschlechtert. Insbesondere auf Akutstationen psychiatrischer Kliniken kommt es regelmäßig zu solchen Entgleisungen rund um das Thema chronischer Suizidalität.

Die Auswirkungen der Störung auf den Sozialraum

Betroffene, Angehörige und Helfende bewegen sich in einem Rahmen kultureller und gesellschaftlicher Bedingungen, die enge Wechselbeziehungen des Auftretens und der Auswirkungen von Erkrankungen bewirken. Auch wenn es die Borderlineerkrankung schon lange Zeit gibt, hat sich die Bedeutung dieser Krankheit durch die gesellschaftlichen und kulturellen Veränderungen gewandelt. Das gilt für den Sozialraum Schule, die Berufswelt und nicht zuletzt die sozialtherapeutische Versorgung. Natürlich bewegen sich viele Betroffene relativ unauffällig in den verschiedenen Sozialräumen, gehen Arbeiten nach und pflegen ein Familienleben mit Kindern. Leider gelingt es aber einer Reihe von Betroffenen nicht, im Beruf stabil Fuß zu fassen, um eine kontinuierliche berufliche Entwicklung zu erreichen oder Familie und Beruf zu integrieren. Die Verfügbarkeit von Drogen und Alkohol tut dann oft ein Übriges.

Schon immer hatten Borderlinekranke in der Pubertät und in der Adoleszenz mit Diskriminierungen zu tun. Die Vielzahl von Handlungsoptionen heute und die zunehmende Bedeutung von unentwegt erforderlichen eigenständigen Entscheidungen erhöhen diese Schwierigkeiten. Daraus entsteht wahrscheinlich viel häufiger die Inanspruchnahme von Angeboten der Jugendhilfe, der Eingliederungshilfe und von medizinischen Behandlungen. Das daraus resultierende Problem ist, dass eine Vielzahl von Angeboten und Einrichtungen überhaupt nicht darauf vorbereitet ist, denn in manchen Einrichtungen werden die Probleme sogar noch ungewollt verstärkt, so manche Einrichtung des Betreuten Wohnens oder auch stationäre Einrichtungen erhalten ihre Klientel aber fast zur Hälfte aus Borderlinebetroffenen, sogar Werkstätten für behinderte Menschen.

So ist zu fragen: Ist beispielsweise die Akutstation einer psychiatrischen Klinik überhaupt geeignet, Kriseninterventionen bei Borderlinekranken durchzuführen, wenn die Betroffenen gerade in solchen Einrichtungen Verhaltensweisen lernen, die ihnen in anderen Institutionen erheblichen Schaden zufügen? Wie ist es mit dem Sinne einer Eingliederungshilfemaßnahme, die lediglich dazu führt, dass Betroffene eine Auseinandersetzung mit ihren eigenen Lebensvorstellungen und Möglichkeiten vermeiden, und dafür der Einrichtung Gründe liefert, diese Nische aufrechtzuerhalten? In diesem Sinne rütteln Borderlinekranke auch an den Grundfesten einzelner Institutionen und zwingen die Beteiligten dazu, ihre Angebote kritisch zu überprüfen und anzupassen. Darin liegen sicherlich große Risiken, aber auch Chancen. Trotzdem bleibt gegenwärtig eine Reihe von sozialen Baustellen bestehen. Das gilt insbesondere für die berufliche Integration und die Sicherung sozialer Unterstützung, die einen wesentlichen Anteil am Gesundungsprozess ausmachen.

Die Entdeckung der Ressourcen

Wenn es gelingt, sich vom Modell des defizitären Charakters der Störung zu verabschieden und sie als Fertigkeitsstörung zu verstehen, kann die Suche nach den Ressourcen der Betroffenen beginnen. Diese Ressourcen sind nicht spezifisch, weil sie nicht durch die Krankheit bestimmt werden, und sie sind in ihrer Ausprägung höchst individuell verteilt. Borderlinekranke haben nicht per se Einschränkungen im expliziten Teil des Verhaltens, sondern sie verfügen durchaus über die Fähigkeit, Ziele zu definieren, Pläne zu entwickeln und Irritationen auszublenden. Sie können außerhalb von Stressreaktionen gut exekutiv handeln.

Auch wenn einige Fähigkeiten in Krisenzeiten nicht zugänglich sind, lässt sich außerhalb der Krise mit den Klienten an der Bewältigung der Erkrankung arbeiten. Entsprechende Strategien zur Zielbindung, Problemlösung und Auswertung von Erfahrungen haben daher mit Recht Eingang in die Behandlung gefunden. Zudem sind Borderlinekranke aktiv, weil sie über die dazu notwendige Motivation verfügen. Das zeigt sich etwa daran, dass sie die Atmosphäre einer Einrichtung regelrecht dominieren können. Sie gehen aktiv Bindungen ein, reagieren auf Validierungen mit Besserung des Selbstbildes, haben Interessen und können sich nach einem Lernprozess vor schädigenden Einflüssen schützen. All das gehört zur Dynamik.

Hierbei ist es aber nicht nur notwendig, sich auf den Weg zu machen, sondern auch anzukommen. Die Betroffenen können Ergebnisse erzielen und anerkennen und viele reagieren sehr positiv auf Validierungen. Schwerer fällt es jedoch, im Rahmen der Störung die Selbstwirksamkeit des eigenen Verhaltens wahrzunehmen und einzuschätzen, was viele zu Perfektionisten werden lässt. Dabei ist die Fähigkeit zur Selbstwirksamkeit nicht verloren gegangen, sondern durch die emotionale Instabilität irritiert. Kommt es zu einer Wiederentdeckung der Selbstwirksamkeit, können Borderlinekranke diese gut nutzen, um etwa Stresstoleranztechniken zu überprüfen.

BEISPIEL

Eine Patientin kommt in die Behandlung, nachdem sie in ihrer Familie gescheitert ist. Grund dafür ist ihre Aggressivität im Rahmen von Stressreaktionen. In diesem Zusammenhang kommt es immer wieder zu Sachbeschädigungen im gemeinsamen Haushalt. Die Patientin lebt mit ihrem Mann und ihrem sechsjährigen Sohn zusammen. Solange es bei Sachbeschädigungen bleibt, reagiert der Ehemann tolerant. Als es aber zu einem Übergriff beim Sohn kommt, ist der Ehemann nicht mehr bereit, die Familie in dieser Form weiterzuführen. Die Patientin kommt dabei vorübergehend in einem Wohnheim der Bewährungshilfe unter, allerdings mit der Auflage, dass es zu keinerlei Aggressivität kommen darf. Im Rahmen einer Auseinandersetzung mit dem Ehemann anlässlich einer Bagatelle, kommt es doch zu weiteren aggressiven Handlungen, die vonseiten des Ehemannes zu einer strikten Abgrenzung führen. Zusätzlich verliert sie ihren Platz im Wohnheim. Als sie über die Konsequenzen ihrer Handlungen informiert wird, reagiert sie mit äußerster Erregung und läuft weg. Alle Beteiligten sind danach besorgt, außer der zuständigen Therapeutin, die glaubt, dass die Patientin unbeschadet zurückkehren wird. Zu aller Erleichterung behält die Therapeutin recht, denn die Patientin kehrt auf die Station zurück. Ihre Erregung ist abgeklungen. Interessant ist allerdings die Geschichte, die von der Patientin dazu erzählt wird. Sie berichtet nämlich, dass sie im Wald mit einem Stock auf einen Baum eingeschlagen habe. Vom Stock sei nichts übrig geblieben. Am Ende dieser Aktion habe sie das erste Mal verstanden, was ein Skill ist. Mit »Skill« meint sie die Anwendung einer Stresstoleranz-Technik. Danach bringt sie die Behandlung zu Ende, sucht sich eine eigene Wohnung und akzeptiert zunächst die Trennung von der Familie.

Das Beispiel macht deutlich, welche Bedeutung die Selbstwirksamkeit für die Bewältigung der Störung hat. In diesem Fall hat die Patientin für sich herausgefunden, wie sie ihr Stressniveau senken kann, ohne großen Schaden anzurichten. Aber auch ihre Entscheidung, die Behandlung weiterzumachen, hat sicher eine große Bedeutung für die Fortschritte, die sich nach der Behandlung eingestellt haben. Sie hat begonnen, für sich Wege zu suchen, mit den Auswirkungen der Erkrankung besser umzugehen.

Häufigkeit, Erscheinungsformen und Verlauf der Erkrankung

Die Borderlinestörung ist eine lebenszyklische Erkrankung des jungen Menschen. Sie beginnt in der Regel in der Pubertät oder Adoleszenz und prägt das junge Erwachsenenalter. Frauen und Männer sind gleichermaßen betroffen (60:40), etwa 5 Prozent dieser Altersgruppen. Somit zählt die Borderlinestörung zu den häufigsten psychischen Erkrankungen im Lebenszyklus. Auch wenn es schon vorher Auffälligkeiten in der Kindheit gab, sollte die Erkrankung frühestens in der Adoleszenz diagnostiziert werden, damit nicht falsche positive Diagnosen gestellt werden. Ein großer Teil der Betroffenen war zuvor ungünstigen Lebens- und Entwicklungsbedingungen ausgesetzt (Vernachlässigung, Gewalt, Missbrauch).

Die Borderlinestörung ist oft mit anderen psychischen und körperlichen Erkrankungen verbunden. Über 80 Prozent der Betroffenen nehmen professionelle Hilfe in Anspruch. Daher stellen Borderlinekranke das größte Kontingent persönlichkeitsgestörter Menschen in psychiatrischen Kliniken und verwandten Hilfeeinrichtungen. Auch die Borderlineerkrankung kann chronifizieren, wobei vor allem soziale Faktoren eine Rolle spielen, etwa Alkohol- und Drogenkonsum, ungünstige partnerschaftliche Verbindungen u. Ä. Die Krankheit an sich hat dabei eine gute Prognose. Bei über drei Vierteln der Betroffenen lässt sich nach zehn Jahren die Diagnose nicht mehr stellen. Allerdings leiden die Betroffenen auch nach dieser Spanne oft an erheblichen Folgeproblemen wie soziale Isolation, mangelnde berufliche Eingliederung und zahlreiche körperliche Erkrankungen, etwa metabolische Syndrome, Schmerzen, Erschöpfung und Schlafstörungen. Die soziale Isolation lässt auch die Suizidraten im Alter steigen.

Der Verlauf der Erkrankung hängt maßgeblich von krankheitsunabhängigen Faktoren ab, etwa dem Bewältigungsverhalten, der sozialen Unterstützung, der sozialen Kompetenz des Betroffenen und vom Verlauf der Therapie. Den meisten Betroffenen gelingt sukzessive eine tragbare Kompensation der Symptome. Bei vielen kommt es allerdings zur Entwicklung von Folgeproblemen, die sich negativ auf Lebensqualität und Lebenserwartung auswirken.

Die Diagnose der Borderlinestörung

Weil der Borderlinebegriff über die Zeit einen häufigen Bedeutungswandel erfahren hat, weist die Zuordnung der Diagnose noch viele Unschärfen auf. Dazu kommt, dass die Krankheit einer großen Dynamik unterliegt und daher der Begriff als Etikettierung von Menschen wenig taugt. Diagnosen sind ohnehin allenfalls Arbeitsaufträge, die nur einen Sinn geben, wenn sie zu einem gemeinsamen Verständnis der zu lösenden Probleme führen und über das subjektive Erleben der Erkrankung hinausweisen.

Die Borderlinestörung ist eine Störung der Emotionen. Da Emotionen in vielfältiger Form einen Einfluss auf Urteile und Verhaltensweisen haben, sind die Symptome der Erkrankung vielfältig und mehrschichtig. Eindeutig der Krankheit zugeordnete Symptome vermischen sich dabei mit Phänomenen, die eher als Folge auftreten und daher eine eindeutige Zuordnung zur Erkrankung nicht erlauben. Dazu gehören etwa die Selbstverletzungen, die aufgrund der hohen Stressanfälligkeit der Betroffenen gehäuft auftreten, jedoch allenfalls einen Selbsthilfeversuch darstellen, der in dieser Form auch bei anderen Problemstellungen zu beobachten ist. Solche Folgestörungen können sich allerdings in den Vordergrund schieben und so das Bild dieser Erkrankung prägen. Dazu kommen noch Symptome, die in der

Begegnung mit Borderlinekranken die Interaktion prägen, etwa die chronische Suizidalität, die ebenfalls nur ein Folgeproblem darstellt.

Es ist daher überhaupt nicht verwunderlich, dass bei den ersten ernsthaften Versuchen, die Diagnose zuverlässiger zu machen, ein bunter Mix von Symptomen herangezogen worden ist, bei dem die unterschiedlichen Symptomebenen noch ineinander verschränkt sind. Eine noch heute gültige Lösung findet sich dazu im DSM-5 (Diagnostic und Statistical Manual, Version 5): Danach wird die Borderline-Persönlichkeitsstörung beschrieben als ein tief greifendes Muster von Instabilität in zwischenmenschlichen Beziehungen, im Selbstbild und in den Affekten sowie geprägt von deutlicher Impulsivität. Der Beginn liegt im frühen Erwachsenenalter und manifestiert sich in verschiedenen Lebensbereichen.

Mindestens *fünf* der folgenden Kriterien müssen für die Diagnose »Borderline« erfüllt sein:

1. Verzweifeltes Bemühen, tatsächliches oder vermutetes Verlassenwerden zu vermeiden oder Alleinsein zu verhindern.
   Beachte: Hier werden keine suizidalen oder selbstverletzenden Handlungen berücksichtigt, die in Kriterium 5 enthalten sind.
2. Ein Muster instabiler, aber intensiver zwischenmenschlicher Beziehungen, das durch einen Wechsel zwischen den Extremen der Idealisierung und Entwertung gekennzeichnet ist.
3. Identitätsstörung: ausgeprägte und andauernde Instabilität des Selbstbildes oder der Selbstwahrnehmung (etwa Sexualität).
4. Impulsivität in mindestens zwei potenziell selbstschädigenden Bereichen (Geldausgaben, Sexualität, Substanzmissbrauch, rücksichtsloses Fahren, »Fressanfälle«).
   Beachte: Hier werden keine suizidalen oder selbstverletzenden Handlungen berücksichtigt, die in Kriterium 5 enthalten sind.

5. Wiederholte suizidale Handlungen, Selbstmordandeutungen oder -drohungen oder Selbstverletzungsverhalten.
6. Affektive Instabilität infolge einer ausgeprägten Reaktivität der Stimmung, zum Beispiel hochgradige episodische Dysphorie, Reizbarkeit oder Angst, wobei diese Verstimmungen gewöhnlich einige Stunden und nur selten mehr als einige Tage andauern.
7. Chronische Gefühle von Leere.
8. Unangemessene, heftige Wut bzw. Schwierigkeiten, die Wut zu kontrollieren (etwa häufige Wutausbrüche, andauernde Wut, wiederholte körperliche Auseinandersetzungen).
9. Vorübergehende, durch Belastungen ausgelöste paranoide Vorstellungen oder schwere dissoziative Symptome.

In dieser Symptomatik wird davon ausgegangen, dass sich die Borderlinestörung im jungen Erwachsenenalter manifestiert, tatsächlich sind aber erste Symptome bereits zuvor zu beobachten. Da sich allerdings manche Symptome schlecht von Auswirkungen der Pubertät unterscheiden lassen, soll mit dem Bezug aufs Erwachsenenalter eine zu frühzeitige Etikettierung vermieden werden.

Die Borderlinediagnose ist durch diese Operationalisierung zuverlässiger geworden, trägt aber noch lange nicht zu einem besseren Verständnis der Erkrankung bei. Die gegenwärtigen Versuche, die Diagnostik weiterzuentwickeln, bieten dazu eine klarere Strukturierung der Symptome im Hinblick auf die Kernbereiche Selbstbild und zwischenmenschliche Beziehungen an.

Die Zuordnung der Symptome zu Problembereichen

Wiederholt ist darauf hingewiesen worden, dass sich die Borderlinestörung im Selbstbild und in den zwischenmenschlichen Beziehungen zeigt und manifestiert. Im Umgang mit den Betroffenen ist dazu eine Zuordnung der Symptome zu zentralen Problembereichen hilfreich. Hier können Problembereiche unterschieden werden:

- Schwierigkeiten, mit sich selber zurechtzukommen.
  Dazugehörige Symptome: unangenehmes Betroffensein von Leere und Langeweile (»boredom suspectibility«), Angst vor dem Alleinsein, Trennungsängste, Instabilität des Selbstbildes (Identitätsstörung), exzessive Selbstkritik, Selbstzweifel.
- Schwierigkeiten, auf Situationen angemessen emotional zu reagieren (emotionale Instabilität).
  Dazugehörige Symptome: Instabilität der Ziele, häufige Gefühle von Ärger, häufige Stimmungswechsel, geringe Stresstoleranz, Impulsivität, Selbstverletzungen und chronische Suizidalität.
- Schwierigkeiten, mit sich und anderen zu kommunizieren und ausgewogen zu urteilen. Dazugehörige Symptome: Wechsel zwischen Idealisierung und Entwertung, Schwarz-Weiß-Denken, Unfähigkeit Widersprüche zu akzeptieren, Wechsel zwischen Anklammern und Abstoßen.
- Schwierigkeiten, die subjektive Verfassung des anderen zu erkennen und darauf Rücksicht zu nehmen (Mentalisierungsschwäche).

Zu den diagnostischen Kategorien gehören zunächst einmal die Kriterien 1 und 7 aus dem vorherigen Kapitel. Jede seelische Erkrankung beeinflusst das Selbstvertrauen und das Selbstbewusstsein, so auch bei Borderline. Selbst wenn es nach außen oftmals anders wirkt, so plagen sich die betroffenen Menschen doch mit Selbstzweifeln und mit gelegentlich unbarmherziger Selbstkritik, die bis zum Selbsthass gehen kann. Viele sind unzufrieden mit ihrem Äußeren, vermissen spezifische Fähigkeiten oder glauben fest an die Überlegenheit anderer.

Noch schwieriger ist der Blick nach innen. Hier erschließt sich eine Welt voll Anspannung, beinahe unerträglichem Druck und aufreibender Unruhe. In einem solchen Binnenklima hat es eine differenzierte Selbstwahrnehmung schwer, stellt sich nur mit Mühe Zufriedenheit ein und stellt sich auch der Genuss nicht ein. Dieses innere Chaos wird von vielen als Leere erlebt, die besonders dann spürbar wird, wenn Außenreize fehlen. Viele Betroffene haben den Eindruck, keinen Kontakt zu sich selbst zu haben, sodass es rasch zu einem sehr belastenden Gefühl der Langeweile kommt, weshalb das Alleinsein möglichst vermieden wird. Innere Leere und ein Gefühl der Langeweile sind oft Anlass emotionaler Krisen. Dies erklärt, warum viele Betroffene gerade am Wochenende, während des Urlaubs und in ähnlichen Zeiten Krisen erleben.

Borderlinekranke entwickeln selbstverständlich Kompensationsmechanismen. Dazu gehört etwa der Konsum von Drogen, Medikamenten oder Alkohol (Kriterium 4). Aber auch das selbstverletzende Verhalten dient vielen für das Lösen innerer Anspannungen. In einem gewissen Sinne gehört auch die chronische Suizidalität (Kriterium 5) in diese Kategorie, denn das häufige Denken an den Suizid hilft gelegentlich bei der Herstellung einer inneren Struktur und bekommt dabei den Charakter einer Art russischen Roulettes. Viel nachhaltiger wirken jedoch die unauffälligeren Techniken, etwa das emotionale Essen, das bei Borderlinekranken mitverantwortlich für das gehäufte Auftreten von metabolischen Syndromen ist. Wenn es den Betroffenen auf Dauer nicht gelingt, Kontakt zu sich selbst zu bekommen und die belastende innere Leere zu überwinden, so können über den Verlust an internaler Kontrollüberzeugung mehr oder weniger ausgeprägte depressive Episoden entstehen. > Metabolische Syndrome, Seiten 32, 76 f.

Die Auseinandersetzung mit der inneren Verfassung sowie der Versuch, der inneren Spannung zu entgehen, haben natürlich Auswirkungen auf die zwischenmenschlichen Beziehungen, denn das Gegenüber wird dringend zur Kompensation gebraucht. Dazu muss der andere auf die Probleme aufmerksam gemacht und alarmiert werden, was möglicherweise zu einer erheblichen Dramatisierung führt. Die Schattenseite einer solchen Beziehungsaufnahme ist, dass sich beim anderen über kurz oder lang der Eindruck einstellt, manipuliert, ausgenutzt und kontrolliert zu werden. Der daraus folgende Versuch, sich dieser Kontrolle zu entziehen, führt dann immer wieder zu einer für alle Seiten schwer erträglichen Eskalation.

PROFESSIONELLE HILFEN Leider ist gerade im psychosozialen Hilfekontext die Gefahr einer solchen Eskalation besonders hoch. Dazu trägt eine Reihe von Merkmalen bei, etwa das Selbstverständnis der Helfenden. Diese fühlen sich verpflichtet, Verständnis für die Probleme des Betroffenen aufzubringen (möglicherweise auch bei einem gegenläufigen inneren Impuls), und glauben vor allem, für die Probleme der Betroffenen (mit-)verantwortlich zu sein. So entsteht eine von Problemen geprägte Beziehung. Gelingt die Lösung der Probleme, so hätte das die Beendigung dieser Form der Beziehung zur Konsequenz. Wie aber soll sich der Borderlinekranke nun verhalten, wenn er doch gerade auf die Gegenwart des anderen angewiesen ist? Kann er also an einer wirklichen Lösung interessiert sein?

Noch ein weiteres Merkmal psychosozialer Versorgung birgt im Umgang mit Borderlinekranken Risiken, nämlich die ungleiche Verteilung von Aktivität, Verantwortung und Kontrolle. Gerade im stationär-psychiatrischen Kontext können die Aktivitäten sehr unterschiedlich verteilt sein, beispielsweise auf Akutstationen, deren Aufgabe auch die Gefahrenabwehr ist. Viele Aktivitäten dienen damit der Krisenbewältigung. Darunter leiden mitunter die strukturierten Aktivitäten der Betroffenen. So entsteht ein Missverhältnis von relativ belasteten Helfern und den weniger aktiven Patienten. Zudem fehlt oft auch eine professionell-verstehende Haltung der Helfenden.

Anderen psychisch erkrankten Personen kommt diese Rollenverteilung oft entgegen, etwa wenn sie durch die Krankheit noch sehr gehandicapt sind, nicht aber Borderlinekranken, die damit noch mehr auf ihre inneren Spannungen zurückgeworfen werden. Es ist daher nicht verwunderlich, wenn durch diese Konstellation Krisen geradezu provoziert werden. Da sich die Helfenden für die Sicherheit und Unversehrtheit der Patientinnen und Patienten verantwortlich fühlen, ist eine stärkere Kontrolle die Folge. Daraus entwickelt sich dann ein Teufelskreis, aus dem keiner der Beteiligten einen Ausweg findet.

Borderlinekranke greifen aus Mangel an angemessenen und konstruktiven Selbstwirksamkeitstechniken oft auf risikoreiche und gefährliche Techniken zurück (»sensation seeking«). Auch wird der Körper dazu ge- und missbraucht, um unangenehme innere Zustände zu verändern. Dabei wird der physiologische Aspekt von Emotionen genutzt, weil durch den Körper die Emotionen unmittelbar verändert werden können.

Selbstverständlich haben nicht alle zur Kompensation einer inneren Leere und Spannung entwickelten Verhaltensweisen negative Folgen für die Betroffenen, denn die Auswirkungen auf die Lebensqualität können durchaus unterschiedlich sein. Die Verbesserung des Befindens sollte deshalb der Maßstab für die Bewertung sein, mehr noch als die moralische Wertung des Verhaltens durch die Therapeuten.

Auch wenn aus diesem Aspekt der Borderlinestörung für die Hilfebeziehung Gefahren erwachsen, können die Konsequenzen sehr wohl positiv sein. Voraussetzung dafür ist das Wissen der Helfer um die Not der Betroffenen und die Kompetenz, dieses Wissen im Umgang mit ihnen auch anzuwenden. So sollten viele Symptome als Selbstheilungsversuche verstanden werden. Die Fähigkeit der Kranken, andere an ihren Spannungen und Konflikten teilhaben zu lassen, ist aus einem anderen Blickwinkel heraus nämlich auch eine Ressource: So wird der Helfer in die Lage versetzt, wenigstens einen Teil der inneren Not des Betroffenen zu verstehen und mitzutragen. Tatsächlich brauchen Borderlinekranke wenigstens zu Anfang der Hilfebeziehung ein solches »Containing«.

Die Bereitschaft des Helfers, den Betroffenen zunächst in dieser Weise zu stützen, kann dabei zu einer Art Überlebensoption werden. Eine solche Hilfe ist jedoch nicht nachhaltig, wenn sie nicht über kurz oder lang durch Aktivitäten ergänzt wird, die die Selbstsicherheit der Betroffenen stärken und auf ein autonomes Leben abzielen. Das zentrale Anliegen muss also die Stärkung von Selbstwirksamkeit im Umgang mit Emotionen und Krisen sein. Nachhaltige Entwicklung erfordert daher vonseiten der Helfenden eine Balance zwischen Tragen und Fordern. Nur so können sich Helfer außerdem vor dem Gefühl der Vergeblichkeit und des Ausgelaugtseins schützen (eventuell auch mithilfe einer Supervision).

Dieser Aspekt der Borderlinestörung legt zudem eine *aktive* Beziehungsgestaltung nahe. Es hat wenig Nutzen, allein in der Betrachtung innerer Spannungen und der Erwartung weiterer Katastrophen zu verharren. Dies kann sogar die Gefahr von Krisen erhöhen. Der Krise soll ja vorgebeugt und sie nicht einfach abgewartet werden, denn dann ist das Risiko für den Betroffenen viel zu groß, wieder in die destruktiven Verhaltensweisen zu verfallen. Es ist deshalb gut, wenn der Helfer den Betroffenen von Anfang an zu einer Art »tätiger Gemeinschaft« drängt. Ein programmatisches, überlegtes und strukturiertes Vorgehen kann dabei helfen, ziellose Aktivitäten zu meiden.

Allerdings lässt sich ein Gefühl der inneren Leere nicht dauerhaft ausschließlich durch Aktivitäten verdrängen. Die Fähigkeit, mit sich allein zurechtzukommen und mit sich allein sein zu können, ist daher ein wichtiges Lernziel bei der Überwindung der Erkrankung. Möglicherweise stellt dieser Lernschritt aber eine der größten Hürden auf dem Weg zur gesunden Lebensführung dar. Auf keinen Fall kann diese Fähigkeit vorausgesetzt werden.

Borderlinekranke sind einem ausgeprägten Gefühl innerer Leere und Langeweile ausgesetzt. Die Betroffenen entwickeln Techniken, um diesen erlebten Mangel zu kompensieren. Vor allem wird das »Alleinsein« vermieden. Die erlernten Techniken können im Laufe der Zeit selbst zu Problemen werden.

Emotional angemessen auf Situationen reagieren

Die emotionale Instabilität ist eines der zentralen Phänomene des Borderlinesyndroms (Kriterien 4, 6 und 8) und darüber hinaus sicherlich eine der Wurzeln dieser Erkrankung. Zweifellos haben Emotionen und Stimmungen ihr Eigenleben. So bleibt die Instruktion »Sei glücklich!« in der Regel ohne den gewünschten Effekt. Stimmungen können sich sogar mehr oder weniger vollständig vom Kontext entkoppeln, wie etwa bei der bipolaren Störung. Meist besteht aber ein Zusammenhang zwischen Emotionen, Gedanken und Verhalten, denn Gefühle haben ja geradezu den Sinn, den Menschen mit seinem Verhalten auf bestimmte Situationen einzustellen und für den Ausgleich von innerem und äußerem Erleben zu sorgen. Vor allem automatische Gedanken sind eng mit Emotionen verknüpft.

Diese gedanklich-emotionalen Schemata ermöglichen erst eine Reaktion auf äußere wie auf innere Reize. Die spontane Reaktion auf eine Situation kann sich als ungünstig herausstellen, sodass Veränderungen und Anpassungen notwendig werden, beispielsweise kann ein spontan entstandener Ärger Ausgangspunkt für die Klärung einer Beziehung sein. Ein Impuls stellt eine spontane emotionale Reaktion dar, die zunächst ein schnelles Handeln ermöglicht. Impulse müssen aber im oben genannten Sinn oft einer Revision unterworfen werden, denn sie können unangemessen sein und zu sozialen Konflikten führen. Gelingt eine solche Revision nicht, bleibt der Betroffene von seinen Impulsen bestimmt.

Einige der Konsequenzen, die aus einer solchen Impulsivität erwachsen können, sind:

- schnelle, überhastete Entscheidungen,
- Intoleranz gegenüber Verzögerungen von Belohnung,
- Tendenz, eine Serie von Reaktionen frühzeitig zu beenden (= Mangel an Durchhaltevermögen),
- Tendenz, einen einmal eingeschlagenen Reaktionsweg beizubehalten (= Mangel an Fähigkeit zum flexiblen kognitiven Wechsel).

Es ist leicht ersichtlich, dass eine unzureichende Kontrolle der Emotionen zwangsläufig zu Störungen der inneren Ordnung führen muss, wie es der folgende Brief einer Betroffenen verdeutlicht.

BEISPIEL

»Ich war vor ein paar Jahren (im Alter von 17 bis 19) in psychiatrischer Behandlung (sieben Monate stationär, danach zwei Jahre ambulant). Die damalige Diagnose lautete: ›Emotionale Instabilität mit gleichzeitig erschwerender Hochbegabung‹. Beim Stöbern im Internet bin ich jetzt auf den Begriff ›Borderline‹ gestoßen – die Symptomangaben passen irgendwie alle auf mich:

BEZIEHUNGSSCHWIERIGKEITEN meine Beziehungsprobleme genauer zu beschreiben würde zu weit führen, aber was ich darüber gelesen habe, trifft auf mich zu;

SELBSTSCHÄDIGENDES VERHALTEN unter anderem Fresssucht, Rauchen;

STIMMUNGSSCHWANKUNGEN BZW. ZORNESAUSBRÜCHE oh ja, die hab ich –, meine Grundstimmung ist ... hm ... pessimistisch, würde ich sagen, ab und zu depressiv, Angstzustände, oft auch ›hyperaktiv‹, oft reizbar und ich raste bei Kleinigkeiten aus;

SELBSTVERLETZUNG / SUIZID hm ... ich ritze, seit ich 15 bin (übrigens nur am linken Arm), Suizidversuche bisher nur sehr halbherzig, eher als Hilferufe ... sind aber schon ziemlich lange her;

ICH-IDENTITÄT nun ja, ist schwer, das in Kürze zu beschreiben ... ich bin Perfektionistin ... habe ein sehr geringes Selbstwertgefühl, außer mir ist gerade was Tolles gelungen ... hält aber leider nie lange vor ...;

LEERE UND LANGEWEILE erdrücken mich ziemlich häufig, bin aber oft nicht in der Lage, selbst etwas dagegen zu tun ... ich erwarte dann oft von anderen, ›mich zu unterhalten‹, die verstehen das aber oft nicht, dann geht's mir noch schlechter;

ANGST VOR DEM VERLASSENWERDEN zieht sich durch mein ganzes Leben, ich kriege Panik, wenn jemand, den ich mag, weggeht, wenn auch nur kurz ... seit etwa zwei Jahren habe ich es ganz gut im Griff, allerdings nur, wenn derjenige sich ordentlich verabschiedet ...«

Noch größere Schwierigkeiten als mit der Kontrolle von Emotionen haben die Betroffenen bei deren Regulation. Sind in einer Situation mehrere, sich vielleicht sogar widersprechende emotionale Reaktionen möglich, etwa bei dem Wunsch nach Annäherung und der Angst vor Abhängigkeit, können Borderlinekranke jedes Sicherheitsgefühl verlieren.

Wird die mit den emotionalen Reaktionen einhergehende Spannung so hoch, dass sie nicht mehr verarbeitet werden kann, dann kann es bei den Betroffenen zu *Dissoziationen* (Kriterium 9) kommen. Dabei wird die Umwelt, der eigene Körper oder das innere Erleben als verändert und fremd wahrgenommen. Das Gefühl der Authentizität geht verloren, weil die Emotionen aus dem Erleben ausgeklammert und damit neutralisiert werden.

Die emotionale Instabilität beeinträchtigt das Selbstbild, hat aber ebenfalls Auswirkungen auf Beziehungen und somit auch auf die Helferbeziehung, etwa aufgrund einer damit verbundenen Frustrationsintoleranz. Überschießende Reaktionen können zu Schuldgefühlen und sozialem Rückzug führen. Anders als bei schweren depressiven Erkrankungen bleibt bei den Betroffenen der Zusammenhang zwischen der erlebten Situation und der dazu aktivierten emotionalen Bewertung bestehen.

In welch seltsamem Kontrast stehen dazu die Anforderungen an die Gefühlskontrolle der Helfenden! Sie sollen sich nämlich jederzeit im Griff haben und die Hilfebeziehung möglichst nicht von den eigenen Gefühlen bestimmen lassen. Ausgeprägter kann ein Kontrast nicht ausfallen.

Die Spannungen, die aus diesem Kontrast entstehen, bedeuten für die Hilfebeziehung aber auch eine besondere Dynamik, aus der viel Schwung für die persönliche Entwicklung erwachsen kann. Wie wäre es, wenn der Helfer aufhört, seine Gefühle zu unterdrücken und stattdessen lernt, sich dieser klug zu bedienen, indem er sie in der Beziehung offenlegt? Die Psychotherapie nennt das die »Arbeit mit der Gegenübertragung«. Sind die Rückmeldungen der Helfenden nicht vielleicht wichtige Informationen für den Betroffenen? Können Gefühle dann nicht eine Art Kompass für den Weg zu einem besseren Verständnis sein? Und ist es nicht ein Zeichen von gelungener Kooperation, wenn der Betroffene auf dieser Grundlage und am Beispiel des Helfers lernt, mit welchen emotionalen Varianten reagiert werden kann? Vielleicht ist eine solche Form der Zusammenarbeit eine fruchtbare Basis für Entwicklungen und eine Möglichkeit, eine gewisse Vielschichtigkeit in die Beziehung zu bringen.

Borderlinekranke haben Schwierigkeiten, Emotionen zu kontrollieren und zu regulieren. Die Betroffenen profitieren deshalb gerade vom Umgang des Helfers mit eigenen Emotionen, sodass seine Emotionsbewältigung ein wichtiges Element der Beziehungsgestaltung darstellt.

Auf diese Weise wird es für den Betroffenen möglich, den Umgang mit Gefühlen zu lernen, damit die Orientierung in einer komplexen sozialen Welt gelingen kann. So ist zwar die Toleranz von Arbeitgebern, Partnern, Freunden und anderen begrenzt, die therapeutischen Helferinnen und Helfer jedoch werden zu Trainern und Sparringspartnern auf dem Weg zu einer angemessenen Emotionsregulation.

Voraussetzung für ein erfolgreiches Vorgehen ist jedoch die Einigung auf »Spielregeln«. Die Formulierung solcher Regeln ist in erster Linie die Aufgabe der Helfenden. Sie müssen die Lernschritte bestimmen und darauf achten, dass die jeweiligen Schritte nicht zu groß sind. Auch hier kann ein programmatisches Vorgehen im Sinne eines Trainingsprogramms nützlich sein. Das sogenannte Fertigkeitstraining der Dialektisch-Behavioralen Therapie (DBT) ist als ein solches Trainingsprogramm gestaltet.

Schwierigkeiten, ausgewogen zu kommunizieren

Die Betroffenen sind aufgrund eines intakten Bindungsmotivs durchaus in der Lage, Beziehungen zu knüpfen und innere Bindungen einzugehen. Aufgrund fehlender innerer Schutzmechanismen werden Bindungen dann sogar nochmals wichtiger. Daraus entsteht die Tendenz, sich besonders eng und geradezu symbiotisch an andere zu binden und an die Beziehung hohe, oft unrealistische Erwartungen zu knüpfen. Nun sind vor allem enge Beziehungen fortwährend Änderungen unterworfen, etwa im Hinblick auf deren Bedeutung, Intensität und Stabilität. So ist das Entstehen von Ambivalenz und Unsicherheit auf Dauer nicht zu vermeiden. Mehr noch, in gewisser Weise wird eine Beziehung sogar erst durch ihre Veränderungen und Wandlungen stabiler.

Ambivalenz und Unsicherheit können Angst auslösen, vor allem dann, wenn die Integration unterschiedlicher oder sogar widersprüchlicher Emotionen aufgrund der Regulationsstörung nicht gelingen mag. Meistens lässt sich durch eine offene Klärung wieder Sicherheit herstellen, eine Strategie, die Borderlinekranke meist bevorzugen. Oftmals besteht die Ambivalenz jedoch weiter und muss dann zur Aufrechterhaltung der Beziehung ausgehalten werden. Nur durch die Akzeptanz der Ambivalenz kann gewährleistet werden, dass die Autonomie der Partner nicht verloren geht. Zu einer Bindung gehören Zuneigung und Liebe, aber auch Auseinandersetzung, Versöhnung und Toleranz.

Die dazu notwendigen Bindungsstile werden wahrscheinlich in der frühen Kindheit geprägt. Bindungsstile prägen als Schemata vor allem die automatischen Reaktionen von Menschen innerhalb von Beziehungen. Unsicherheiten in Bindungen gehen mit Angst einher. In den primären Beziehungen sind Menschen daher vor allem auf die integrative Kraft der Bezugspersonen angewiesen. Fehlt diese Unterstützung, bleibt die Angst erhalten und prägt zukünftige Beziehungen. Dies genau ist bei Borderlinekranken der Fall, mit zum Teil fatalen Auswirkungen auf die Beziehungsgestaltung und Beziehungskontinuität. Die Betroffenen versuchen zunächst die irritierenden und widersprüchlichen Aspekte in einer Beziehung zu ignorieren (Idealisierung). Gelingt dies auf Dauer nicht, können viele nur durch einen abrupten Wechsel der Haltung das innere Gleichgewicht aufrechterhalten (Abwertung). Bleibt dabei die Angst erhalten, gerät der gesamte innere Gefühlshaushalt außer Kontrolle.

Diese Besonderheiten in der Beziehungsgestaltung spiegeln sich selbstverständlich auch in der Helfer-Klient-Beziehung wider.

Die im Rahmen der emotionalen Instabilität gemachten Erfahrungen prägen als überdauerndes Merkmal die Grundüberzeugungen (Mythen) des Betroffenen. Insofern bildet sich die Störung auch in den Gedanken und Urteilen eines Menschen ab. Natürlich beeinflussen diese Grundüberzeugungen die Beziehungsqualität und führen zu verzerrten und negativen Gedanken.

Mentalisierungsschwäche

Aufgrund der emotionalen Instabilität und den oft dysfunktionalen Beziehungserfahrungen haben es die Betroffenen schwer, Verständnis und Empathie für andere aufzubringen. Die subjektive Situation des anderen zu erkennen und zu berücksichtigen ist aber eine wesentliche Voraussetzung für die Kooperation und die Gestaltung nachhaltiger und langfristiger Beziehungen. Die Fähigkeit, das Verhalten des anderen auf der Basis seiner subjektiven Situation zu erklären, wird ab dem zweiten Lebensjahr gelernt (Mentalisierung oder »theory of mind«). Die zentrale Fähigkeit dabei ist die Interpretation der Mimik. Deren Beurteilung ist jedoch selten neutral, sondern von der eigenen Subjektivität beeinflusst. So interpretieren Borderlinekranke die Mimik des anderen aufgrund der eigenen Ängste vor Ablehnung häufiger als feindselig. Im Kontakt mit den Betroffenen fällt immer wieder auf, welch große Bedeutung bereits kleinen Gesten beigemessen wird. Ist die Wahrnehmung der subjektiven Situation des anderen erschwert, sind Irritationen in Beziehungen unvermeidlich. So kann aus der Frage »Geht es Ihnen nicht gut?« die Bemerkung »Haben Sie etwas gegen mich?« werden. Immer wieder fühlen sich Helfer gekränkt, weil die Betroffenen den emotionalen Reaktionen der Helfer keine Aufmerksamkeit schenken und ihnen kein Verständnis entgegenbringen können.

Die Mentalisierung hilft also dabei, die emotionalen Reaktionen innerhalb einer Beziehung zu modifizieren und über das Verstehen des anderen zu begrenzen. In der Kommunikation werden dabei unentwegt nicht nur Gedanken und Einschätzungen ausgetauscht, sondern auch emotionale Bewertungen übertragen. Gerade heftige emotionale Ausschläge können über Verständnis und Empathie abgemildert werden. Die Urteile werden ausgewogener und tragen zur Verbesserung der Kooperation bei. Wegen der Einschränkungen in der Entwicklung der Mentalisierung bei Borderlinekranken fehlt den Betroffenen damit ein wichtiges Werkzeug zur kooperativen Beziehungsgestaltung.

Problematische Verhaltensmuster im Rahmen der Borderlinestörung

Die unterschiedlichen Aspekte der Borderlinestörung haben, wie erwähnt, Auswirkungen auf die Beziehungsgestaltung. Dabei sollte man sich davor hüten, diese nach dem Motto »Borderliner sind ...« zu generalisieren, denn bei jedem Betroffenen gibt es eine individuelle Ausformung. So sind die typischen Merkmale allenfalls Anhaltspunkte. Gleichwohl kann die Beachtung häufig auftretender Verhaltensmuster im Alltag den Umgang mit den Betroffenen erleichtern und strukturieren helfen.

Zu häufig auftretenden Verhaltensmustern gehören:

- Die aktive Passivität: Borderlinekranke fragen aktiv Hilfe nach, haben aber selbst eher passive Lösungsansätze.
- Anfälligkeiten für emotionalen Stress sind:
  - wechselnde oder schwankende Kompetenz – die Kompetenz ist vom Stressniveau abhängig, das bei Borderlinekranken starken Schwankungen ausgesetzt ist;
  - verzögerte Rückbildung eines hohen Stressniveaus – Borderlinekranke brauchen länger, um eine Stressreaktion zu bewältigen;
  - unzureichende oder unvollständig Auswertung des Erlebens – die Betroffenen können Erfahrungen, die sie unter Stress machen (etwa Krisen), nicht umfangreich auswerten.
- Auslösen starker emotionaler Reaktionen im Umfeld und bei den Bezugspersonen: Borderlinekranke übertragen innere Spannungszustände auf ihre Umgebung und lösen damit starke emotionale Reaktionen aus.

- Häufige und nicht gut kontrollierbare Irritationen durch Umgebungsreize: Die Betroffenen können sich oft nicht ausreichend von Umgebungseinflüssen abgrenzen und reagieren schnell irritiert und verunsichert, vor allem auf für sie unklare Konstellationen.

All diese Muster haben für die Praxis eine enorme Bedeutung. So führt die *aktive Passivität* regelmäßig zu Problemen in der Helferbeziehung, weil die professionelle Hilfe immer als Hilfe zur Selbsthilfe verstanden werden sollte. Die *Stressanfälligkeit*, eine direkte Folge der emotionalen Instabilität, beeinflusst die Planbarkeit des Vorgehens und führt zu einer unzureichenden Risikovermeidung. Die *verzögerte Rückbildung der Stressreaktion* erschwert die Auswertung von Situationen und führt bei allen Beteiligten zu einem dauerhaften Gefühl der Anspannung und Belastung. Die *unzureichende Auswertung von Stressreaktionen* kann den Betroffenen daran hindern, die Krisenerfahrung für zukünftige Krisen zu nutzen. Das liegt auch daran, dass die Wahrnehmung und das Gedächtnis bei hoher Erregung eingeengt werden. Die Induktion starker Emotionen bei allen Beteiligten reduziert die Möglichkeit, ausgewogene und realistische Perspektiven zu entwickeln. Die Irritation durch Umgebungsreize birgt die Gefahr falscher Schlussfolgerungen und ungünstiger Lernprozesse.

Jede dieser Verhaltensweisen erfordert eine Reaktion des Helfers. Der aktiven Passivität etwa sollte mit der Betonung der Eigenverantwortung begegnet werden. Das bedeutet jedoch keineswegs eine Passivität des Helfers, sondern eher eine konsequente Konzentration auf einen *lösungsorientierten* Umgang mit Problemen. Die *verzögerte Rückbildung der Stressreaktion* und die *schwankende Kompetenz* erfordern aufseiten der Helfenden eine therapeutische Balanceleistung, denn weder die ausschließliche Orientierung an Problemen noch die Vermeidung der Auseinandersetzung auch mit problematischen Verhaltensweisen hilft dem Betroffenen letztlich weiter. Die *unzureichen-*

de Auswertung erfordert vom Helfer Überlegungen, wie er dem Betroffenen die Auswertung von Erfahrungen erschließen kann. Abhängig vom emotionalen Zustand kann dabei die Reaktion unterschiedlich ausfallen. Mitunter kann ein beherztes Vorgehen erforderlich werden, etwa um Gefahren abzuwenden. Zu einer nachhaltigen Veränderung kommt es aber erst dann, wenn es gelingt, die Reaktionsmöglichkeiten der Betroffenen selbst zu erweitern.

Noch eine Reihe weiterer Problemstellungen wird häufig in Verbindung mit der Borderline-Persönlichkeitsstörung gebracht, auch wenn der jeweiligen Symptomatik auch andere Störungen zugrunde liegen können. Dazu gehören: selbstverletzendes Verhalten und Suizidalität als Beispiele für eine ungünstige Stressbewältigung und therapiegefährdendes Verhalten sowie Folgen komplexer Traumatisierung als Beispiel dysfunktionaler Schemata. > Schemata, Seiten 61, 109

Selbstverletzendes Verhalten

Selbstverletzendes Verhalten wird oft als besonders typisch für die Borderlinestörung betrachtet. Dabei neigt nur ein Teil der Betroffenen tatsächlich dazu, sich zu verletzen. Darüber hinaus gehören selbstverletzende Handlungen zu jenen Verhaltensmustern, die von Borderlinekranken im Laufe der Zeit aufgegeben werden.

Selbstverletzendes Verhalten ist *eine* Variante des breiten Spektrums von Selbstschädigungen. Es gibt eine Reihe von kulturell akzeptierten Formen der Selbstschädigung wie Tätowierung, Piercing, Alkoholkonsum und Rauchen. Aber auch einige Extremsportarten beinhalten Formen des Experimentierens mit Selbstschädigungen. Dabei ist die Tendenz, den eigenen Körper »zu traktieren«, um eine psychische Grenzerfahrung hervorzurufen, so alt wie die Menschheit selbst. Oftmals wurden diese Formen der Selbstschädigung religiös ritualisiert oder waren durchaus zweckgerichtet, etwa die Selbstverstümmelungen während eines Krieges, um dem Kampfeinsatz zu entgehen.

Selbstverletzungen kommen bei einer Reihe seelischer Störungen vor, etwa bei geistig behinderten Menschen oder im Rahmen schizophrener Psychosen. Wie bei psychisch unauffälligen Menschen sind die Motive für das selbstschädigende Verhalten bei Borderline durchaus unterschiedlich. Eines dieser Motive ist die Regulation von Gefühlen, wobei durch die Selbstschädigung Neurotransmitter aktiviert und Endomorphine ausgeschüttet werden, die ähnlich wie Medikamente die Emotionen und die Stimmung beeinflussen. Subjektiv wird dann bei der Selbstverletzung weniger der Schmerz als vielmehr die Spannungslösung wahrgenommen. Diese Wirkung der Selbstverletzung ist der Grund, warum viele Borderlinekranke dieses Mittel zur Spannungslösung teilweise sogar exzessiv nutzen. Die Begegnung mit dieser Möglichkeit kann dabei zufällig sein, wie folgendes Beispiel zeigt.

BEISPIEL

»Sehr geehrter Herr R.,
vielleicht ist es etwas übertrieben, dass ich mich an Sie wende, aber ich habe schon seit vielen Jahren ein Problem mit meiner Haut. Seit ich in der Pubertät war und die üblichen Pickel sprossen, kann ich meine Finger nicht ›davon lassen‹. Ich kratze meine Pickel und Unreinheiten auf und kann einfach nicht aufhören. Selbst wenn sich die Stellen schon entzündet haben, knibble ich immer weiter. Ich kann nicht sagen, warum ich das mache, denn das Ergebnis sind hässliche Wunden, für die ich mich in der Öffentlichkeit und auch vor meinem Freund schäme. Ich suche meinen Körper geradezu nach etwas ab, was sich ausdrücken lässt. Auch während der Arbeit drücke ich an alten oder neuen Pickeln herum (bewusst, aber auch unbewusst).«

Ein Problem des selbstverletzenden Verhaltens ist dessen relativer »Erfolg«. Nicht nur die inneren Spannungen lassen sich mit selbstverletzendem Verhalten reduzieren, sondern auch die zwischenmenschlichen Beziehungen können davon geprägt sein und dadurch reguliert werden. Gerade dieser Aspekt kann Helfenden den Umgang mit dem selbstverletzenden Verhalten sehr erschweren, denn sie stecken in einem Dilemma: Drängt der Helfer auf die Beendigung des Verhaltens, geht dem Betroffenen ein wesentliches Instrument der Spannungsregulation verloren. Steigt durch diesen Verlust die innere Spannung an, verstärkt sich eventuell der Drang zur Selbstverletzung – Helfer wie Betroffener sind in einen Teufelskreis eingestiegen. Akzeptiert der Helfer das Verhalten aber, dann gerät er in Konflikt mit seinem Selbstverständnis und dem damit verbundenen Verantwortungsgefühl. Eventuell stellt der Helfer, ohne es zu wollen, sogar den Kontext zur Verfügung, der eine Ausweitung des selbstverletzenden Verhaltens ermöglicht, weil dadurch die Risiken der Selbstverletzung reduziert werden können, etwa im Rahmen einer Klinikaufnahme.

Außerdem besteht die Gefahr, dass im Kontext der Hilfe die Selbstverletzungen weitere Funktionen bekommen. Beispielsweise können sie als Sprache und Ausdruck verwendet werden. Einige der Betroffenen nutzen die Selbstverletzungen als Möglichkeit, ansonsten leere Zeit zu füllen, andere bekämpfen ihre innere Leere mit einer Art russischen Roulettes.

Ist die Selbstverletzung eine Art Sprache, mit der das Leid transportiert wird, resultiert daraus oft die Übergabe der Verantwortung an den Helfer. Grundsätzlich hebt die Borderlinestörung die Verantwortung des Betroffenen für sein Verhalten aber nicht auf. Glaubt er auf dieses Verhalten nicht verzichten zu können, trägt er weiterhin die Verantwortung für sich selbst und ebenfalls auch für die Auswirkungen des selbstverletzenden Verhaltens auf andere. Stört das selbstverletzende Verhalten jedoch den therapeutischen Prozess oder führt sogar zur Beeinträchtigung anderer Menschen, dann kann dieses Verhalten unvereinbar mit der Fortsetzung der Hilfe werden. Spätestens dann muss zwischen Betroffenem und Helfer vereinbart werden, wie mit dem selbstverletzenden Verhalten umgegangen werden soll.

Selbstverletzendes Verhalten wird bei der Borderlinestörung zur Spannungsregulation eingesetzt. Beim therapeutischen Umgang mit diesem Verhalten hat die Suche nach Alternativen Priorität. Helfer und Betroffener müssen dafür sorgen, dass die Selbstverletzungen den Veränderungsprozess nicht blockieren und andere Personen nicht gefährden.

Chronische Suizidalität

Die chronische Suizidalität dient oft wie das selbstverletzende Verhalten der Regulation des emotionalen Haushalts. Den Hintergrund bildet das Selbstbild und ein damit verbundenes Gefühl der Unzufriedenheit und eigenen Unzulänglichkeit. Ähnlich dem selbstverletzenden Verhalten kann eine Tendenz zur Ausweitung und Generalisierung beobachtet werden, sodass zuletzt das gesamte Denken von der Beschäftigung mit einem möglichen Suizid durchzogen ist. Die Folgen sind für den Betroffenen fatal, denn angesichts eines möglichen Todes verliert die Gegenwart ihre Bedeutung, und dann fällt es schwer, sich auf die anstehenden, lebensbejahenden Aufgaben einzulassen, sodass Zwischentöne nicht mehr aufgenommen und genutzt werden können.

Aber auch für die Helfenden kann die chronische Suizidalität ein schwerwiegendes Problem darstellen. Zunächst hat die Hilfe bei seelischen Störungen eine mehr oder weniger kompromisslose Lebensbejahung zur Grundlage, zumal der Patientensuizid zu den dramatischsten Folgen einer gescheiterten Hilfe gehört. Der Patientensuizid trifft die Helfenden zutiefst in ihrem professionellen Grundverständnis und als Menschen. Daher mobilisiert Suizidalität mit Recht eine hohe Aufmerksamkeit und das Verantwortungsbewusstsein der Helferinnen und Helfer.

Suizidalität muss in jedem Fall ernst genommen und sensibel beobachtet werden, zumal die Hinweise auf eine mögliche Gefährdung oft genug sehr diskret sind.

Wie aber soll sich der Helfer verhalten, wenn ein Betroffener *immer wieder* seine Suizidalität anspricht oder sogar sogenannte parasuizidale Gesten zeigt? Auch hier wird ein Dilemma deutlich: Folgt der Helfer seinem Verantwortungsgefühl, läuft er Gefahr, sich selbst einem Zustand permanenter Sorge und Angst auszusetzen. Dieser Zustand wird ihn auf Dauer überfordern und damit mittelfristig die Helfer-Klient-Beziehung gefährden. Beachtet der Helfer die Suizidalität jedoch nicht, wird sich der Betroffene vielleicht in einem zentralen Punkt seines inneren Erlebens nicht ernst genommen fühlen und die Tendenz entwickeln, den Grad der Gefährdung vor dem Helfer zu verbergen oder aber zu erhöhen.

Auch beim Umgang mit der Suizidalität bleibt die Eigenverantwortung der Betroffenen erhalten. Das widerspricht nicht der notwendigen lebensbejahenden Haltung der Helfenden. Das Thema muss ansonsten so besprochen werden, dass ein offener Umgang bestehen bleibt und gemeinsam das Gefährdungspotenzial abgeschätzt wird. Auf dieser Basis können dann konkrete Strategien entwickelt werden, wie der Gefährdung entgegengetreten werden kann. Dabei kann es reichen, wenn der Betroffene sich durch Ansprechen des Themas entlastet und so den Helfer an seinem inneren Erleben teilhaben lässt. Häufig ist es sinnvoll, den äußeren Anlass, der die chronischen Suizidgedanken erneut entfacht, konkret anzusprechen und unmittelbar umsetzbare Lösungsmöglichkeiten zu erarbeiten. In anderen Fällen wird es konkreter Absprachen bedürfen, wie beispielsweise ein Wochenende gestaltet werden soll oder Ähnliches.

Keinesfalls darf es dazu kommen, dass die Hilfebeziehung durch das Thema »Suizidalität« bestimmt wird und der Helfer sich diesem Thema emotional ausgeliefert fühlt. In einem solchen Fall ist eine offene Auseinandersetzung zwischen Helfer und Betroffenem unausweichlich, und zwar mit dem Ziel, die Zusammenarbeit wieder konstruktiv zu gestalten. > Teamspaltung, Seiten 130 ff.

In der Hilfebeziehung muss über das Thema der Suizidalität offen gesprochen und die Hintergründe und auch die Handlungsalternativen müssen erarbeitet werden. Helfer und Betroffener müssen gemeinsam dafür sorgen, dass die Suizidalität nicht zu einem bestimmenden Faktor der Hilfebeziehung wird.

Therapiegefährdendes Verhalten

Das Vertrauen eines Betroffenen in die Hilfe ist oft eingeschränkt. In die Hoffnung, durch eine Therapie den Lösungen drängender Probleme näherzukommen, mischen sich Ängste vor dem Scheitern der Hilfe, die Scham vor der Offenbarung des eigenen bisherigen Versagens und die Furcht vor der Überlegenheit der Helfenden. Selbstverständlich befindet sich auch der Helfer in einem Zwiespalt: Wird er die erforderliche Sympathie entwickeln können, die für das Verständnis des Betroffenen notwendig ist? Wird die Art der Hilfe bei dem Betroffenen auf Akzeptanz stoßen? > Akzeptanz, Seite 148

Zu Beginn, aber auch im weiteren Verlauf der Hilfe werden Zweifel an dem Sinn der Zusammenarbeit auftreten. Diese andere Seite der Helfer-Patient-Beziehung muss ganz und gar nicht negativ bewertet, sie sollte vielmehr therapeutisch konstruktiv genutzt werden.

Zum therapiegefährdenden Verhalten gehören alle Verhaltensformen, welche die Kontinuität und Aufrechterhaltung des Hilfeprozesses bedrohen und dessen Erfolg gefährden. Sowohl der Betroffene als auch die Helfenden haben einen Bezugsrahmen, der für die Aufrechterhaltung der Zusammenarbeit eingehalten werden muss. Die Betroffenen sind oft von ihren Ängsten, ihrem Misstrauen und den durchgemachten Enttäuschungen geprägt. Bevor sie sich auf ein neues Experiment einlassen können, muss ein Minimum an Vertrauen vorhanden sein. Dazu ist eine Klärung der notwendigen Regeln und des Handlungsfeldes notwendig. Es liegt in der Verantwortung beider Seiten, genau dies am Anfang auszuhandeln und zu definieren. Bei unzureichend definierten Grenzen drohen Grenzüberschreitungen und wiederholte Auseinandersetzungen darüber, ob eine Grenze schon erreicht ist oder ob man sich noch innerhalb der Grenzen bewegt.

Therapiegefährdendes Verhalten kann selbstverständlich von beiden Seiten ausgehen. Helfer haben oft keine realistischen Vorstellungen von ihren eigenen (Belastungs-)Grenzen. Vorurteile vonseiten der Helfer können den Charakter der selbsterfüllenden Prophezeiung haben und übertriebene Regeln können jede Kooperation ersticken. Betroffene neigen hingegen dazu, Grenzen herauszufinden, um die Zuverlässigkeit des Helfers zu testen, und versäumen dabei, an den eigenen Fortschritten zu arbeiten. Wie in allen anderen Lebensbereichen sind auch bei der Bewältigung der Borderlineerkrankung Fehler und Rückschläge möglich. Wenn aber zuvor ein Handlungsfeld abgesteckt worden ist, wird dadurch die Zusammenarbeit nicht gefährdet, sondern vielfach sogar verbessert. > Grenzen, Seiten 26, 38 f., 118

Therapiegefährdendes Verhalten entwickelt sich oft recht unauffällig, wie im folgenden Beispiel deutlich wird.

BEISPIEL

Eigentlich hat es unscheinbar und gut mit Frau S. angefangen. Sie war in eine Beratungsstelle gekommen, weil sie unter diffusen Ängsten litt. Frau S. erzählte dort von einer wirklich erschütternden Lebensgeschichte: Der Vater war alkoholkrank und hatte die Mutter und die Kinder immer wieder misshandelt. Frau S. hat also schwerwiegende Gewalterfahrung gemacht.

Im Alter von 13 Jahren wurde sie dann vom Vater über viele Monate sexuell missbraucht. Der Mutter war der Missbrauch zunächst nicht aufgefallen. Nachdem sie aufmerksam geworden war, machte sie ihrer Tochter Vorwürfe, dass sie den Vater wohl offensichtlich verführt habe. Außerdem befürchtete die Mutter, dass die Exzesse des Vaters nun noch zunehmen würden. Später hätten sich sogar auch die Brüder Frau S. sexuell genähert. Sie sei dann aber sehr früh von zu Hause weggegangen und habe geheiratet.

Auch wenn sich der Ehemann alle Mühe gebe, fühle sie sich in der Ehe nicht recht wohl und wolle immer wieder ausbrechen. Die Ängste hätten begonnen, nachdem es zu Schwierigkeiten am Arbeitsplatz gekommen sei. Eigentlich könne sie sich aber keinen Reim darauf machen, woher die Ängste kommen.

Die Sozialarbeiterin entwickelte ein tiefes Mitleid gegenüber Frau S. Dies wurde dadurch bestätigt, dass es Frau S. immer schlechter zu gehen schien und sie sich hoffnungslos den Ängsten ausgesetzt fühlte. Daraufhin vereinbarten Frau S. und die Sozialarbeiterin zur Krisenintervention Telefonkontakte auch außerhalb der normalen Beratungszeiten. Frau S. hatte dieses Angebot zunächst abgelehnt, rief aber dann doch im Rahmen einer suizidalen Krise bei der Sozialarbeiterin an. Dieser fiel in der Folgezeit eine zuneh-

mende Unselbstständigkeit von Frau S. auf. Sie war kaum noch in der Lage, ihre Angelegenheiten zu erledigen, und brauchte zunehmend auch praktische Hilfen wie Begleitung.
Die Sozialarbeiterin machte Frau S. daher in einer Supervisionssitzung zum Thema. Dort wurde ihr zurückgemeldet, dass Frau S. offensichtlich erstmalig eine tiefere Beziehung habe eingehen können, in deren Schutz wohl die Traumatisierungen aus der Verdrängung herausgelöst werden. Jetzt gehe es um den Abschluss eines Trauerprozesses, bei dem die Aufrechterhaltung der Beziehung unbedingt erforderlich sei.
Die Sozialarbeiterin verstärkte nach der Supervision ihre Anstrengungen, auch wenn die Betreuung von Frau S. mittlerweile weit über den üblichen Rahmen hinausging. Telefonanrufe am Wochenende wurden zur Regel, weil sich die suizidalen Krisen in diesen Zeiten häuften. Trotzdem kam es für die Sozialarbeiterin überraschend, dass Frau S. eines Tages mit einer Überdosis Beruhigungsmittel in einer Klinik aufgenommen wurde. Selbstverständlich besuchte die Sozialarbeiterin Frau S. dort und wunderte sich darüber, wie kühl sie von den Mitarbeitern der Klinik aufgenommen wurde. Als sie dieses Verhalten hinterfragte, bekam sie die Auskunft, dass die Suizidalität von Frau S. so offensichtlich sei, dass ihr das als therapeutisch Verantwortliche hätte auffallen müssen und sie somit eine Mitverantwortung für den Suizidversuch trage.

Das Beispiel zeigt, dass therapiegefährdendes Verhalten besonders dann destruktiv ist, wenn es zu einer entsprechenden Resonanz beim Helfer führt. In einem gewissen Sinn verstärkt die Sozialarbeiterin ungewollt das problematische Verhalten. Sie hat ein Gefühl des Verständnisses und den Glauben, der Betroffenen helfen zu können. Das führt dazu, die eigenen Grenzen zu übersehen und das gemeinsame Handeln nicht kritisch zu reflektieren. Beispielsweise fällt es ihr nicht auf, dass ihr die Betroffene wesentliche Aspekte ihrer Probleme, etwa den tatsächlichen Grad der suizidalen Gefährdung, vorenthält. Auch kommt es zu keiner Auseinandersetzung darüber, warum sich die Symptomatik im Rahmen der Hilfe verschlechtert und welche Funktionen das haben könnte. Daher ist die Überraschung groß, als die Kompetenz der Sozialarbeiterin nach dem Suizidversuch plötzlich infrage gestellt wird.

Auf den ersten Blick ist es in dem Beispiel allerdings nicht leicht, das therapiegefährdende Verhalten zu erkennen. Es ist sogar zu vermuten, dass sich die Betroffene der Gefährdung der Beziehung gar nicht bewusst ist. Auch sie sollte sich dieser destruktiven Seite ihres Verhaltens selbstkritisch stellen.

Gelegentlich ist es erstaunlich, wie gut einige Borderlinekranke über ihre destruktiven Seiten Bescheid wissen, auch wenn sie verständlicherweise nicht spontan darüber sprechen wollen. Wer mag schon zugeben, wenn das eigene Erleben von Wut, Hass und Neid bestimmt wird? Beim therapiegefährdenden Verhalten gibt es aber auch die Seite des Helfers, die den Betroffenen meist ungewollt »einlädt«, die destruktiven Seiten zu aktivieren. Dabei ist es doch wichtig, sich mit jenen Seiten zu verbünden, die eine positive Veränderung wollen.

Oft ist es gerade das Übersehen der eigenen Grenzen durch den Helfer, das einer Entgleisung Vorschub leistet. Dabei sind die eigenen Grenzen eine höchst individuelle Größe. Allgemeine Ratschläge wie etwa, sich bei Borderlinekranken generell persönlich zurückzuhalten, sind dabei nur von beschränktem Nutzen. Wichtiger erscheint die Fähigkeit des Helfers, die eigene Integrität zu wahren und sich eben nicht der Zerstörungswut (woher sie auch immer kommen möge) auszuliefern. Die Hintergründe für das Auftreten destruktiver Symptome gerade während des therapeutischen Prozesses sollten gründlich betrachtet werden. Ansonsten ist das therapiegefährdende Verhalten ein Gegenstand der Therapievereinbarungen, und zwar nicht mit dem Ziel, die destruktiven Aspekte völlig aus der Hilfebeziehung auszuklammern, sondern einen geeigneten und praktikablen Weg zu finden, der einen Umgang mit derartigen Gefahren ermöglicht.

Folgen komplexer Traumatisierung

Die Borderlinestörung ist häufig mit einer traumatischen Entwicklungsgeschichte verbunden. Dazu gehören generell ungünstige Bedingungen in Kindheit und Jugend, etwa die Konfrontation mit chronischer Aggressivität, aber auch manifeste traumatische Erlebnisse wie der Verlust eines nahestehenden Menschen, sexueller Missbrauch beziehungsweise Vergewaltigungen oder Erfahrungen ähnlichen Ausmaßes der psychischen Belastung. All dies wirkt dann als komplexe Traumastörung nach, wie das folgende Beispiel zeigt.

BEISPIEL

»Bei mir kommen bestimmte Flashs sofort hoch, wenn ich über ein bestimmtes Thema gesprochen habe. Dann stehen die eigenen Bilder wieder real vor meinen Augen, und sogar körperlich reagiere ich darauf massiv mit Unterleibsschmerzen. Was kann ich selbst dagegen machen, sodass die Bilder wieder verschwinden? Es ging um Vergewaltigung, und da ich selbst Betroffene bin, sehe ich es wieder wie einen Film vor mir ablaufen. Auch gedanklich rutsche ich seitdem immer weiter ab.«

Die Wirkungen und Nachwirkungen einer traumatischen Situation sind außerordentlich komplex, weil nicht nur die Eindringlichkeit des Ereignisses, sondern auch das subjektive Erleben und Verarbeiten die Folgen bestimmen. Gerade bei Kindern ist zudem die Reaktion der engen Bezugspersonen von Bedeutung. Standen diese dem Kind nach einem solchen Life-Event bei oder waren sie womöglich selbst die Verursacher der Traumatisierung?

Zentral für die Entwicklung einer Traumatisierung ist das Gefühl der Hilflosigkeit. Aufgrund dieser erfahrenen Hilflosigkeit wird der Betroffene mit Erinnerungen und überfordernden Bildern geradezu überschwemmt. Traumata können zu dauerhaften Verletzungen führen, beispielsweise können bestimmte Gefühls- und Erlebensquellen mehr oder weniger versperrt bleiben oder es kann zu ungünstigen kognitiv-affektiven Kopplungen kommen, etwa bei der Verknüpfung von Sexualität und Gewalt. Dann werden wichtige Aspekte der Lebensqualität negativ beeinflusst. Die eigenen, oft fragmentarischen Erinnerungen im Rahmen der Flashbacks halten die erlebte Hilflosigkeit präsent und führen zu einer ungünstigen Vermischung von Vergangenheit und Gegenwart, die situationsangemessenes Verhalten erschwert.

Die Betroffenen haben bei komplexen Traumatisierungen oft aus der Not heraus Überlebensstrategien entwickelt und stabilisiert, die auch nach dem Ende der traumatischen Situation aufrechterhalten werden und zu relativ rigiden und verzerrten Grundannahmen führen. Dazu gehört eine Fixierung der eigenen Identität in der Opferrolle und deren Übertragung in verschiedene Kontexte. Derartige Fixierungen können auch die Haltung der Betroffenen gegenüber therapeutischer Hilfe prägen.

Es wird empfohlen, eine intensive und konkrete Beschäftigung mit der Traumatisierung erst dann zu beginnen, wenn zuvor eine Phase der Stabilisierung durchlaufen wurde. Damit soll gewährleistet werden, dass der Betroffene den emotionalen Belastungen eines solchen Themas tatsächlich gewachsen ist und in die Lage versetzt wird, sich im Falle einer emotionalen Überforderung an einen »sicheren Ort« zurückzuziehen. Ebenso ist es meist sinnvoll, den Umgang mit emotionalen Krisen und die Stresstoleranz im Rahmen eines Fertigkeitstrainings zu verbessern. Auf jeden Fall ist allerdings die Konfrontation mit den traumatischen Erfahrungen notwendig, um vor allem die ständigen Wiedererinnerungen zu stoppen und verzerrte Grundannahmen zu korrigieren.

Voraussetzung für eine Traumabehandlung ist die Akzeptanz des Traumas als ein Bestandteil der eigenen Lebensgeschichte. Die Traumatisierung entsteht aus dem Wechselspiel des traumatischen Ereignisses *und* der Reaktion darauf. Erst die kognitiv-emotionale Bewältigung und die daraus gebildeten Erinnerungsspuren verursachen das posttraumatische Stresssyndrom. Bei Traumatisierungen in der Kindheit spielen die Reaktionen von wichtigen Bezugspersonen eine entscheidende Rolle.

Die Überwindung der Traumatisierung macht das Trauma nicht ungeschehen, sondern zielt auf die Veränderung der kognitiven wie der affektiven Strukturen und auf eine psychische Bewältigung des Erlebten. Dazu gehören die Überwindung von Stigmatisierung und Selbstbeschuldigung, das Auflösen emotional-kognitiver »Verpanzerungen« und die Beschäftigung mit dem oft vorhandenen Zwiespalt zwischen Flucht- und Annäherungstendenz. Letzterer tritt besonders dann auf, wenn sich die Traumatisierung innerhalb der Herkunftsfamilie ereignet hat.

Ein weiteres Ziel der Traumatherapie ist eine Art Abrundung der Erinnerung. Die eher zerstückelten Elemente im impliziten (nicht bewussten) Gedächtnis sollen mit den Inhalten in Einklang gebracht werden, die im expliziten episodischen Gedächtnis abgespeichert sind, weil damit vor allem die Zuordnung des Traumas zur Vergangenheit besser gelingt.

Die Veränderung der kognitiven wie affektiven Strukturen ist der Hauptansatzpunkt der Therapie bei Traumatisierungen. Die Beschäftigung mit Erinnerungen birgt allerdings die Gefahr der Retraumatisierung, deshalb sollte ihr eine Phase der Stabilisierung vorausgehen. Traumatisierungen können einen Einfluss auf die Art der Hilfebeziehung haben, etwa weil ein Täter-Opfer-Thema reinszeniert wird.

Komorbidität

Die Borderlinestörung tritt häufig gemeinsam mit anderen psychischen Störungen auf. Viele Betroffene leiden zusätzlich an einer Abhängigkeitserkrankung. Der Einstieg in den Substanzmissbrauch erfolgt im Rahmen des selbstverletzenden und impulsiven Verhaltens. Vielfach muss von einer echten Komorbidität gesprochen werden.

Wie bei anderen Formen der Komorbidität ist der Umgang mit suchtkranken Borderlinepersonen dadurch erschwert, dass die unterschiedlichen Hilfeformen aufeinander abgestimmt werden müssen. In der Hierarchie der Erkrankungen steht jedoch die Suchterkrankung an erster Stelle, weil damit die größeren Lebensrisiken verbunden sind. So ist es ratsam, zunächst auf die Einhaltung einer Abstinenz oder eines sogenannten kontrollierten Trinkens zu drängen und erst später die Probleme der Borderlinestörung in den Blick zu nehmen. Dabei kann es allerdings sehr hilfreich sein, Elemente der Borderlinetherapie schon in die Suchtbehandlung zu integrieren.

Einige Betroffene haben zusätzlich das Handicap einer Lernstörung oder einer leichten Form der Intelligenzminderung. Die für die Behandlung der Störung entwickelten psychotherapeutischen Strategien setzen in der Regel ein hohes Maß an Auffassungsgabe und Verständnis voraus. Diesen Anforderungen sind viele Betroffene oft nicht hinreichend gewachsen; sie geraten dann recht schnell in eine Außenseiterposition. Gerade beim Umgang mit zusätzlichen Handicaps ist die Herstellung einer weitgehenden Transparenz der Grundlagen und Ziele der Therapie wichtig, wobei diese Erklärungen immer an das sprachliche Niveau der Betroffenen angepasst werden müssen.

Insbesondere Frauen mit Borderline leiden zusätzlich an unterschiedlichen Formen der Essstörung. Da die Essstörungen oft im Zusammenhang mit der Impuls- und Emotionskontrolle auftreten, stehen bulimische und Binge-eating-Störungen im Vordergrund, die mit starkem Übergewicht einhergehen können. Das Übergewicht kann zusätzlich das ohnehin »angegriffene« Selbstbild beeinträchtigen und damit das sogenannte Körperschema. Essstörungen sind daher im Zusammenhang mit der Lebensqualität allgemein zu betrachten, bedürfen hier aber einer besonderen Beachtung, weil die Bewältigung der Störung Umstellungen in der Lebensführung und im Essverhalten erfordert.

Ähnlich wie beim Umgang mit selbstverletzendem Verhalten ist zu überlegen, inwieweit gestörtes Essverhalten im Rahmen der Hilfe als Lösungsversuch toleriert werden muss oder ob eine spezielle Therapie ergänzt werden sollte.

Die Borderlinestörung fällt zudem oft zusammen mit Ängsten und Depressionen. Sogar Zwangssymptome können bei Borderlinekranken beobachtet werden. Gleiches gilt für das Hyperaktivität-Aufmerksamkeitsdefizitsyndrom. In der Regel verhalten sich die verschiedenen Störungen synergistisch, also verstärken sich gegenseitig. In vielen Fällen ist die komorbide Störung Anlass für die Suche nach Hilfe. Die Schwierigkeit besteht häufig darin, alle Aspekte der Komorbidität in die Therapie einzubeziehen.

Der Weg der Genesung

Es gibt mittlerweile eine Reihe eindrücklicher Beschreibungen von Betroffenen, die ihren Genesungsprozess nachzeichnen, und zeigen, was sie dabei hilfreich fanden. An allererster Stelle steht das Erlernen der Übernahme von Verantwortung und die Entscheidung, das eigene Leben selbst in die Hand zu nehmen. Bei allen spielen professionelle Helfer eine Rolle, allerdings nur jene, die ihre eigenen Grenzen kannten, den Betroffenen zur Seite standen und sie irgendwann mal auch aus der »Obhut« entlassen konnten. Aufseiten der Betroffenen war die Entscheidung wichtig, die Hilfe überhaupt anzunehmen. Vielen war Klarheit und Transparenz von unschätzbarem Wert, ebenso die Suche nach Strategien im Umgang mit Stress und die kreative Suche nach eigenen Wegen. Auch die Erstellung einer »Normalität« wird erwähnt: sich Herausforderungen zu stellen im Beruf, in der Familie und in der Freizeit. Ebenso werden Anstrengungen benannt, welche die Lösung von der Krankheit ermöglichten, sowie die Feststellung, sich nicht mehr als borderlinekrank zu erleben.

Die Genesung erfolgte in Phasen und damit innerhalb der normalen Lebenszyklen. Viele Betroffene konnten eine katastrophale Entwicklung am Anfang nur mit Mühe und nach einer geraumen Zeit hinter sich lassen. Die Überwindung der Krankheit kostet Energie und erfordert Geduld, was sich aber am Ende auszahlt. Einige erwähnen die positive Rolle von Humor.

WIRKSAMKEIT VON HILFEN Die Borderlinestörung galt lange als eigentlich nicht oder nur mit großem Aufwand behandelbar, obwohl sie in allen therapeutischen Schulen immer schon eine hohe Beachtung gefunden hat. Offensichtlich sind allgemeine psychotherapeutische Techniken bei der Borderlinestörung nicht ausreichend wirksam. Erst die Entwicklung spezifischer und angepasster therapeutischer Strategien stellten sich als wirksam und hilfreich heraus und waren Ausgangspunkt für die Formulierung der psychotherapeutischen Verfahren der dritten Generation. Elemente von diesen Verfahren sind:

- Eine Hypothese im Rahmen des Krankheitsmodells,
- die Zusammenstellung eines Therapieprogramms mit auf das Krankheitsmodell bezogenen, sinnvollen therapeutischen Methoden,
- ein multimodales Behandlungssetting,
- eine Manualisierung.

Das erste therapeutische Verfahren, für das ein Wirksamkeitsnachweis erbracht werden konnte, war die Dialektisch-Behaviorale Therapie (DBT) von Marsha LINEHAN. Die DBT ist ein multimodales Programm mit den Elementen Einzeltherapie, Fertigkeitstraining, telefonische Krisenintervention und Supervision. Das Fertigkeitstraining erstreckt sich über verschiedene Themen: Stresstoleranz, bewusster Umgang mit Emotionen, zwischenmenschliche Fertigkeiten und Achtsamkeit. Die DBT ist ein vorwiegend ambulantes Programm und die Gruppentherapie spielt dabei eine entscheidende Rolle.

In der Folge wurden noch andere Behandlungsprogramme entwickelt, die sich als wirksam (und evidenzbasiert) herausstellten. Dazu gehört die Schematherapie von Jeffrey YOUNG, die Mentalisierungsbasierte Therapie (MBT) nach Peter FONAGY und das »System Training for Emotional Predictability an Problem Solving« (STEPPS) von Nancy BLUM und Kollegen (2009). All diese Behandlungsformen sind programmatisch aufgebaut und mehr oder weniger manualisiert, was darauf hinweist, dass die Hilfe für Borderlinekranke systematisch strukturiert werden muss. Alle Verfahren formulieren ein Krankheitsmodell oder ein Therapierational. DBT und STEPPS orientieren sich an dem Phänomen der emotionalen Instabilität, in der MBT wird die Mentalisierung in den Vordergrund gerückt und bei der Schematherapie die Überwindung dysfunktionaler Schemata. Alle Verfahren enthalten vielfältige Übungselemente und eine klare Beziehungsdefinition zwischen Betroffenen und Helfern.

HILFEPRINZIPIEN Über die unterschiedlichen Ansätze zur Therapie hinaus lassen sich mittlerweile eine Reihe allgemeingültiger Prinzipien formulieren.

1. Die Hilfen für Borderlinekranke erfordern eine Kombination von Interventionen: Um den unterschiedlichen Ebenen der Persönlichkeitsstörung gerecht zu werden, brauchen Borderlinekranke komplexe Hilfen. Die Betroffenen müssen sich mit ihrer Krankheit auseinandersetzen, aber auch Fertigkeiten im Umgang mit Emotionen lernen und die Ergebnisse ihrer Anstrengungen in den Alltag transferieren. Diese Komplexität lässt sich nicht in *einer* Hilfeform abbilden. Es muss dazu ein Unterstützerteam entstehen, das auch Freunde, Familienangehörige und Mitbetroffene umfasst. Oft ist eine Kombination von ambulanten und stationären Hilfen erforderlich. Vieles muss nicht nur verstanden, sondern auch geübt werden.

Eine Grundlage für die Entstehung der Borderline-Persönlichkeitsstörung sind die einseitigen, unvollständigen und verwirrenden Umwelterfahrungen. Dies beeinträchtigt unter anderem die Offenheit für neue, korrigierende Erfahrungen (etwa durch Blockade des sinnlichen Zugangs zur Umwelt), aber auch die Lernfähigkeit. Die Personen berichten daher oft, dass sie (therapeutische) Hinweise und Anregungen nicht wirklich nutzen konnten, weil ihnen der Transfer in den Alltag schwerfalle. Auf diese Weise profitieren viele Betroffene nicht, wenn ihnen ausschließlich Reflexionen (etwa in Form von Gesprächen) angeboten werden.

2. Die Koordination der Hilfen ist notwendig: Die unterschiedlichen Interventionen müssen miteinander koordiniert werden. Borderlinekranke lösen in ihrer Umgebung starke Affekte aus, die oft zu sehr unterschiedlichen, sogar widersprüchlichen Reaktionen führen.

Die Folge ist die Zunahme zwischenmenschlicher Konflikte. Diese Konflikte spiegeln die Zerrissenheit und emotionale Instabilität der Betroffenen wider. Die Überwindung dieser Zerrissenheit ist eines der Hauptanliegen von Hilfe. Daher die Notwendigkeit der Koordination, die sich vor allem in einer gemeinsamen Sprache und einem gemeinsamen Verständnis der Störung ausdrücken muss. Auf diese Weise lassen sich unterschiedliche Aktivitäten koordinieren, ohne dass es zu Widersprüchen und gegenseitigen Blockaden kommt. Die Koordination erfolgt am besten gemeindenah und kann sich über verschiedene Hilfeformen erstrecken (Klinik, Ambulanz, Betreutes Wohnen, Jugendhilfe etc.).

Förderung der Fertigkeiten und Bewältigungsstrategien: Die Therapie umfasst generelle Strategien zur Verbesserung des Selbstbildes und der interpersonellen Fertigkeiten sowie spezifische Strategien, um zu lernen, besser mit den individuellen Problemen und Symptomen umzugehen. Persönlichkeitsstörungen bilden sich im Kern im Selbstbild und in den interaktionellen Fertigkeiten der Betroffenen ab. Diese Kernsymptome sind in der Regel der Grund für die unzureichende Bewältigung von Anforderungen aus der Umwelt und damit die Basis für die Symptombildung.

Bereitstellung von Empathie und Unterstützung: Eine angemessene Haltung gegenüber persönlichkeitsgestörten Menschen ist durch Empathie, Unterstützung und Validation gekennzeichnet. Natürlich gelten auch bei Borderlinekranken die Allgemeinen Wirkfaktoren der Hilfe. Borderline ist in erster Linie eine emotionale Störung. Emotionen werden über das ganze Leben hinweg in erster Linie durch Beziehungen modifiziert, sie sind das zentrale Übungsfeld für Veränderungen. Helferbeziehungen sind somit ein wichtiges Übungsfeld für alternative Beziehungsgestaltungen.

Maximierung der Wirksamkeitsfaktoren durch Kontinuität der Hilfe: Die Therapie sollte auf die Maximierung der Allgemeinen Wirksamkeitsfaktoren ausgerichtet werden. Das eigentlich Besondere an den Helferbeziehungen sind nicht die grundlegenden Wirkfaktoren, sondern die Barrieren beim Aufbau einer auf Kontinuität und Begleitung ausgerichteten Beziehung. Viele Interventionen zielen daher vor allem darauf ab, diese Kontinuität zu sichern.

Therapie als Prozess: Der therapeutische Prozess kann als ein Ablauf in Phasen beschrieben werden. Hilfe ist immer ein Prozess. Bei Borderlinekranken ist es notwendig, diesen Prozess stark zu strukturieren, auch um Orientierung und Transparenz zu schaffen und einer ausschließlichen Ausrichtung an krisenhaften Zuspitzungen entgegenzuwirken. Nur so können Veränderung und Entwicklung in den Mittelpunkt der Hilfe gerückt werden.

Entwicklungsstufen berücksichtigen: Veränderungen ereignen sich auf verschiedenen Entwicklungsstufen und die Interventionen müssen den jeweiligen Stufen Rechnung tragen. Borderlinekranke haben nicht selbstverständlich die Fähigkeit, Hilfe anzunehmen, mit dem Helfer zu kooperieren oder von den therapeutischen Anregungen zu profitieren. Viele müssen erst lernen, wie Beziehungen gestaltet, Anregungen verwertet und Veränderungen wirklich angestoßen werden können.

Potenziale nutzen: Der Charakter von Persönlichkeitsstörungen unterscheidet sich in der Stabilität und dem Potenzial für Veränderungen. Borderlinekranke brauchen keine Nische. Die Hilfe zielt auf Veränderung und Überwindung der Störung und auf die Entwicklung und den Ausbau von Fähigkeiten. Die Personen sollen dabei nicht Verantwortung an die Helfenden abgeben, sondern Verantwortung für sich übernehmen.

Die Gestaltung der professionellen Hilfe

Die Struktur und Klarheit der Hilfestellung ist bei Borderlinekranken wichtig, weil sonst Ambivalenzen und Unsicherheiten Ängste auslösen und destruktive Verhaltensweisen fördern können. Daher sollte die Hilfe in jedem Fall drei Elemente enthalten:

1. die Hilfevereinbarung,
2. allgemeine Interventionen zur Sicherung der Kontinuität der Hilfe,
3. spezifische Interventionen zur Vermittlung von Fertigkeiten und zur Modifikation ungünstiger Schemata.

Anfangs wirkten die zur Behandlung der Störung entwickelten Strategien widersprüchlich und schienen sich gegenseitig auszuschließen. Mittlerweile lassen sich aber zahlreiche Interventionen bestimmten Phasen der Hilfe zuordnen. So können durch spezifische Fertigkeitstrainings vor allem destruktive Verhaltensweisen nachhaltig reduziert werden, reichen aber oft für die Veränderungen von unzureichenden (dysfunktionalen) Schemata nicht aus. In diesem Sinne kann die Aufteilung der Hilfestellungen in Phasen auch dazu beitragen, die entsprechenden Interventionen zuzuordnen. Insgesamt lassen sich folgende Phasen differenzieren:

Sicherung und Krisenmanagement: In dieser meist sehr kurzen Phase geht es um die Abwendung der Gefährdung und um die Vermittlung möglicher Lösungen zur Krisenbewältigung.

Stabilisierung und Containing (Stresstoleranz): In einem zweiten Schritt sollten Borderlinekranke lernen, emotionale Krisen zu bewältigen, um im Idealfall auf (selbst-)destruktive Verhaltensweisen verzichten zu können.

Stärkung von Kontrolle und Selbstwirksamkeit: Diese Stärkung umfasst vor allem Fertigkeitstrainings, und zwar:

- zur Reduktion der Selbstschädigung,

- zur Kontrolle von Stimmungseinbrüchen,
- zur Suche und Beseitigung von Triggern (Auslöser von Krisen).

Klärung und Veränderung: Möglich im Rahmen der therapeutischen Beziehung sind vor allem die:

- Identifikation von Mustern und deren Bedingungen,
- Klärung der Erfahrungen mit den jeweiligen Mustern,
- Suche nach Alternativen,
- Konsolidierung und Generalisierung.

Integration, Synthese und Abschluss: Hier muss es um eine stimmige Abrundung der therapeutischen Arbeit und Beziehung gehen.

Ressourcen aktivieren

Die zwischenmenschlichen Schwierigkeiten und die Besonderheiten im Selbstbild können den Blick auf die Ressourcen des Betroffenen verstellen. Dabei verfügen Borderlinekranke in der Regel über zahlreiche Ressourcen, die aber oft ungenutzt bleiben und daher aktiviert werden müssen.

Die Betroffenen sind zunächst außerhalb von Krisen durchaus in der Lage, abwägend zu Urteilen und geplant zu handeln. Ebenfalls verfügen sie über einen Zugang zu ihren Motivationssystemen, können Bindungen eingehen und ihren Selbstwert erhöhen, auch wenn sie oft vermeiden, sich neuen Aufgaben zu stellen. Außerdem sind Borderlinekranke in der Regel fähig, Sicherheitsverhalten zu zeigen, wenn auch gelegentlich in einer reichlich übertriebenen Form.

Motive und Motivationssysteme stehen in Wechselbeziehungen zu Erwartungen. Immerhin erwarten wir bei der Suche nach Nahrung, irgendwann satt zu werden. Aber nicht nur das Ergebnis prägt die Erwartungen, sondern auch die Reaktion anderer (Reaktionserwartung) und die damit verbundenen inneren Veränderungen (Selbstwirksamkeitserwartung). Selbstwirksamkeitserfahrungen sind die wichtigsten Kennzeichen für die nachhaltige Wirkung einer Aktivität. Daher spielen sie etwa bei der Verbesserung der Stresstoleranz eine entscheidende Rolle. Im Genesungsprozess müssen Borderlinekranke in dieser Hinsicht immer wieder aktiv werden und Strategien anwenden, die im Hinblick auf das Ziel selbstwirksam sind. Das setzt eine zunehmende Kompetenz in der Selbstwahrnehmung voraus und den Mut, Neues auszuprobieren. Ob eine Aktivität in diesem Sinne nützlich ist, kann nur der Betroffene selbst herausfinden. Selbstwirksamkeitserfahrungen ergeben so ein sehr persönliches Instrumentarium im Umgang mit Krisen, mit sozialen Beziehungen, sozialen Herausforderungen und im Umgang mit sich selbst.

Borderlinekranke können also in der Regel ihre Motivationssysteme aktivieren. Sie müssen allerdings lernen, diese Kräfte nicht nur für die Abwehr von Gefahren und Kränkungen zu nutzen, sondern auch für das eigene Wachstum.

Die Hilfevereinbarung

Wenn die Beziehung zu Borderlinekranken fortlaufend ausgehandelt werden muss, dann sind »Vereinbarungen« ein wichtiges Mittel der Beziehungsgestaltung. Oft allerdings werden Vereinbarungen recht vage und unverbindlich formuliert. Das ist zwar zunächst hilfreich, um die Beziehung möglichst offenhalten zu können, jedoch kann sich dies im Krisenfall als Nachteil erweisen, weil dann keine ausreichende Beziehungssicherheit besteht. Außerdem besteht die Gefahr, dass sich unrealistische Vorstellungen und Erwartungen entwickeln.

Vereinbarungen können helfen, einen Weg durch das Labyrinth der Beziehung zu finden, aber nur klare und verbindliche Vereinbarungen schaffen die Voraussetzungen dazu. Vereinbarungen dienen zudem der Eingrenzung der Hilfebeziehung und können daher dem Betroffenen nützen, sich vor unrealistischen Erwartungen zu schützen oder die Hilfe in einer ungünstigen Weise zu idealisieren. Werden Vereinbarungen, etwa über gemeinsame Ziele, außerdem regelmäßig überprüft und gegebenenfalls korrigiert, tragen sie zusätzlich zu einem angemessenen Umgang mit der Zeit bei. Vereinbarungen schaffen vor allem Sicherheit und Stabilität.

Vereinbarungen sollten klar formuliert, regelmäßig überprüft und gegebenenfalls neu formuliert werden, ohne willkürlich alles fortwährend »über den Haufen« zu werfen.

Eigentlich handelt es sich bei der Therapievereinbarung um einen Beziehungsvertrag. In diesem Sinne lassen sich Themen formulieren, die in einem solchen Vertrag angesprochen werden sollten.

- **Ziele:** Am Anfang Einigkeit darüber herstellen, um welche Symptome und Probleme es eigentlich geht. Die Hilfe orientiert sich an realistischen Zielen: Zu dieser Grundregel gehört sicherlich auch das Gespräch über die Diagnose und die jeweiligen Vorstellungen von Helfer und Betroffenem.
- **Beziehungsgestaltung:** Von Anfang an und fortlaufend aushandeln, wie die Beziehung gestaltet werden soll. Grundlage für die Beziehung ist die Autonomie der beteiligten Personen sowie die Bereitschaft, jeweils die Verantwortung für das eigene Tun zu übernehmen.
- **Offenheit:** Den Versuch unternehmen, sich und den anderen möglichst offen mit den Problemen zu konfrontieren. Dazu gehört die Entwicklung einer gewissen gegenseitigen Ehrlichkeit sowie der Versuch, keine Themen aus dem Dialog auszuklammern.

Um die Helfer-Patient-Beziehung nicht zu gefährden, neigen die Betroffenen dazu, den Helfenden unangenehme Informationen vorzuenthalten. Außerdem schützen sich viele mit einer gewissen Unoffenheit vor einer schmerzhaften Auseinandersetzung mit weniger angenehmen Aspekten des Selbst, etwa den destruktiven Persönlichkeitsanteilen. Nicht zu unterschätzen sind zudem die Probleme, mit den Anforderungen der Therapie zurechtzukommen. Vielen fehlt es an sprachlicher Ausdrucksmöglichkeit, einige haben Angst, zu versagen, andere sind es nicht gewohnt, über sich selbst zu sprechen. Der Hinweis auf die notwendige Offenheit berücksichtigt all diese Faktoren und macht deutlich, wie hilfreich es sein kann, dass alles, was ins Bewusstsein kommt, von Wert ist, auch wenn dieser nicht gleich zu Anfang deutlich wird.

Verantwortung: Eine Klärung darüber vornehmen, wie die Verantwortung in der Beziehung verteilt werden soll. Bei einer paternalistischen Haltung übernimmt der Helfer in der Regel die Verantwortung und geht dabei von einer relativen Hilflosigkeit des Klienten aus. Gerade das Herausheben der Eigenverantwortung macht vielen Helfern, gerade wenn sie in Institutionen arbeiten, sehr zu schaffen, denn an vielen Orten ist es selbstverständlich, dass der Helfer die Verantwortung übernehmen muss. Am entgegengesetzten Pol findet sich eine Haltung, die dem Klienten die Entscheidungen überlässt und der Helfer damit »im Auftrag« handelt (»informed consent«).

Beide Haltungen in ihrer Reinform erzeugen bei Borderlinekranken Widerstände. Die Gründe dafür sind das Misstrauen auf der einen Seite und der Wunsch nach eigener Kontrolle auf der anderen Seite. Mit den Betroffenen muss daher die Beziehung ausgehandelt werden. Die Verteilung der Verantwortung ist deswegen notwendig, weil die Betroffenen aufgrund vieler negativer Erlebnisse dazu neigen, Verantwortung abzugeben. Allerdings können zur Überwindung der Störung nur Fortschritte erzielt werden, wenn die Betroffenen für ihr Verhalten Verantwortung übernehmen.

Lösungsorientierung: Die konkrete Arbeit an der Lösung der Probleme und ein Gefühl für Veränderungen entwickeln. Die Suche nach einem *richtigen* Weg ist weniger wichtig als das Finden eines *möglichen* Weges, denn das Ziel ist ein aktiver Umgang mit den Problemen. Die gemeinsamen Anstrengungen sollen darauf gerichtet werden, herauszufinden, was schädigend und was nützlich ist. Das gilt selbstverständlich auch für die Helferbeziehung selbst. Die Gegenwart hat eine höhere Wertigkeit als die Zukunft, und beides ist bedeutsamer als die Vergangenheit. Eine Beziehung, die auf Veränderung angelegt ist, wird selbst Veränderungen und eventuell Krisen unterworfen sein.

Zeitplanung: Einen verantwortlichen Umgang mit der Zeit pflegen. Eine Helferbeziehung ist kein Selbstzweck. Das unterscheidet sie von privaten Beziehungen. Wenn sie auf ein Ziel gerichtet ist, dann sollte sie auch einen Anfang und ein Ende haben. Ohnehin ist es für alle Beteiligten unerlässlich, einen sorgsamen Umgang mit Zeit zu pflegen.

Therapiegefährdung: Die Überlegungen zum therapiegefährdenden Verhalten bezogen sich zunächst auf die Tendenz von Borderlinekranken, wegen des grundsätzlichen Misstrauens anderen gegenüber die Zuverlässigkeit der Beziehung fortlaufend zu testen und damit die Aufrechterhaltung der Beziehung zu gefährden. Aber auch der Helfer kann mit seinem Verhalten die Kontinuität der Beziehung gefährden, etwa durch Überschreiten der eigenen Belastungsgrenzen oder der institutionellen Rahmenbedingungen. Somit sind alle Verhaltensweisen, die eine Zusammenarbeit gefährden, kritisch zu hinterfragen. Dazu müssen auch Bedingungen besprochen werden, die der Aufrechterhaltung der Zusammenarbeit dienen. Wichtig sind hier ernst gemeinte Vereinbarungen, die dem Schutz der Beziehung dienen und die Grenzen der Handlungsmöglichkeiten der beteiligten Personen berücksichtigen.

Struktur und Transparenz der Hilfe

Helferinnen und Helfer setzen viel zu oft bei den Betroffenen umfangreiches Wissen über die Struktur und Funktionsweise von Hilfe voraus. Gerade in Institutionen, etwa bei einer stationären Behandlung, brauchen die Betroffenen gelegentlich lange, um sich überhaupt zu orientieren. Dadurch geht nicht nur wertvolle Zeit verloren, sondern es werden auch Konflikte angelegt, die später zu krisenhaften Zuspitzungen führen können. Die Vermittlung von Strukturen dient daher vor allem der Orientierung und Sicherung der Zusammenarbeit.

Jegliche Hilfe hat strukturelle Rahmenbedingungen, deren Vermittlung hilfreich ist. Borderlinekranke brauchen einen Rahmen nicht nur zur Orientierung, sondern sind aufgrund ihrer Schwierigkeiten mit dem inneren Erleben sehr darauf angewiesen, *aktiv* an der Umsetzung des Rahmens und den entsprechenden Absprachen beteiligt zu werden. Es muss Raum für eigene Initiativen bleiben.

Der therapeutische Umgang mit Borderlinekranken erfordert daher in besonderem Maße eine Atmosphäre der *tätigen Gemeinschaft*. Zur Information über die Strukturen gehört selbstverständlich auch die Information über die einzelnen Bausteine der Hilfe. Günstig ist, wenn diese Bausteine möglichst viele Erfahrungsräume zur Verfügung stellen. Im stationären Rahmen ist das Schaffen unterschiedlicher Erlebensräume leicht zu verwirklichen. So kann dem Körper in der Bewegungstherapie, der Problemlösung im sozialen Kompetenztraining und können den Sinnen im Genusstraining Aufmerksamkeit geschenkt werden. Aber auch in der ambulanten Versorgung sollte und kann eine gewisse Vielfalt praktiziert werden, etwa durch die Kombination von Einzel- und Gruppentherapie oder die Integration von Achtsamkeitstechniken und ähnlichen Anregungen zu einer besseren, wohltuenden Körpererfahrung.

Bedeutung von Regeln

Jede Gemeinschaft ist auf Regeln angewiesen. Nur so können Verlässlichkeit und das Gefühl von Sicherheit vermittelt werden, außerdem gilt es, die Interessen der »nicht Anwesenden« zu wahren (etwa der Mitarbeiter der Nachtschicht, der Kostenträger etc.). Der Wert einer Regel misst sich daran, inwieweit diese Ziele erreicht werden. Jede Regel ist gleichwohl kein Wert an sich, daher müssen Ausnahmen von Regeln möglich sein. Dies relativiert den Wert einer Regel keineswegs. Durch eine Regel kann beispielsweise bestimmt werden, dass auf ein selbstverletzendes Verhalten mit Reserviertheit reagiert werden soll; in der konkreten Situation wird ein Mitarbeiter sich aber über diese Regel hinwegsetzen müssen, wenn zu befürchten ist, dass der Betroffene gesundheitliche Folgen auszuhalten hat, zu deren Bewältigung er Unterstützung braucht.

Regeln sind Ergebnisse und Grundlagen von Vereinbarungen und müssen selbstverständlich immer wieder im Hinblick auf ihren Nutzen überprüft werden. Einige Borderlinekranke haben Schwierigkeiten mit Regeln, weil sie es kaum aushalten, in Widerspruch zu Regeln zu geraten. Um dieser schmerzhaften Erfahrung zu entgehen, versuchen einige, Regeln überhaupt infrage zu stellen. Zudem kann die Diskussion über die Einhaltung von Regeln Unsicherheiten in der Beziehung signalisieren – ein Zustand, der Borderlinekranke zusätzlich alarmiert –, die Diskussion über Regeln hat dann einen Stellvertretercharakter.

All dies zeigt, dass Regeln alles andere als überflüssig sind, allerdings gibt es gute Gründe, mit der notwendigen Gelassenheit zu reagieren.

Institutionelle Regeln und Absprachen müssen immer wieder auf ihre therapeutische Sinnhaftigkeit überprüft werden.

Vereinbarungen zum Umgang mit Krisen

Wenn Borderlinekranke in Krisen geraten, verlieren sie einen Gutteil ihrer Kompetenz. Es dauert dann bei vielen eine längere Zeit, bis die emotionale Erregung abgeklungen ist. Dabei kann es selbstverständlich sein, dass sich das Krisengefühl nicht unbedingt an die Dienstzeiten des Helfers hält. Es ist also erforderlich, für solche Fälle Vereinbarungen zu treffen. Bei der Dialektisch-Behavioralen Therapie etwa übernimmt der Telefon-, Mail- oder heute der Kontakt via Skype diese Funktion. Es sind aber viele andere Formen der Vereinbarung zur Krisenbewältigung denkbar. Wichtig ist nur, dass sie auch wirklich therapeutisch funktionieren und eine gewisse Verbindlichkeit haben. Vereinbarungen, welche die Möglichkeiten des Helfers überschreiten, sind ungünstig. Auch sollte klar sein, dass die Krise eine Ausnahme ist und dass während einer Krise nur minimale Fortschritte erzielt werden können.

Die Vereinbarungen zur Krisenbewältigung haben dann einen Nutzen, wenn es gelingt, sie möglichst konkret zu fassen. Eine aus dem Alltag entlehnte Vereinbarung soll der Veranschaulichung dienen. Es geht im folgenden Beispiel um eine sogar schriftlich formulierte Vereinbarung zwischen einer Patientin und einer Ergotherapeutin, bei der es um eine Mischung aus Krisenbewältigung und Vereinbarung bezüglich therapiegefährdenden Verhaltens geht.

BEISPIEL

Frau S. erklärt sich damit einverstanden, dass sie:

- zweimal täglich pünktlich zur Beschäftigungstherapie erscheint,
- die volle Zeit an der Beschäftigungstherapie teilnimmt,
- sich telefonisch bei Fr. M. meldet, wenn sie nicht an der Therapie teilnehmen kann, dafür sind triftige Gründe zu nennen,
- täglich vier Konzentrationsaufgaben von Fr. M. erhält, wovon sie zwei lösen muss und die restlichen zwei bei Bedarf lösen kann – diese sind am darauf folgenden Morgen in die BT mitzubringen,
- keine Gegenstände aus der BT dazu benutzt, selbstverletzendes Verhalten auszuüben.

Wenn der Vertrag von Frau S. nicht eingehalten wird, gilt dieses als therapieschädigendes Verhalten und hat folgende Konsequenz:

- 24-stündige Kontaktsperre zu Frau M.

Bei einem konsequenten Einhalten des Vertrages bekommt Frau S. folgende Vergünstigung:

- einmal die Woche einen halbstündigen Spaziergang mit Frau M.

Unterschrift

Die Patientin war zur Einzeltherapie in der Ergotherapie angemeldet worden, doch zunächst trotz Aufforderung nicht erschienen. Später hatte sie Werkzeuge aus der Beschäftigungstherapie mitgenommen und sich auf der Station damit verletzt. Die Vereinbarung diente dazu, die Zusammenarbeit mit der Patientin überhaupt zu ermöglichen, und es wurden dazu konkrete Punkte angesprochen. Auch die Konsequenzen sind in dem Papier sehr konkret und aus der Position der Ergotherapeutin formuliert, also *persönlich*. Diese konkrete Vereinbarung war in dieser Situation der Ausgangspunkt für eine erstmalige kontinuierliche und erfolgreiche Teilnahme der Patientin an einer Therapie.

DEFINITION VON GRENZEN Jede Vereinbarung beinhaltet eine Kündigungsklausel. Viele schädigenden Eskalationen im Zusammenhang mit der Borderlinestörung lassen sich mit der Missachtung dieser Kündigungsklausel erklären. Das Ergebnis ist dann eine undefinierte Beziehung. Eine solche Konstellation eröffnet der Willkür von beiden Seiten Tür und Tor, und zwar mit der Gefahr einer beinahe »kriegerischen« Auseinandersetzung um die Kontrolle über die Beziehung. Dies kommt allenfalls den destruktiven Impulsen aller Beteiligten entgegen. Sinnvoller scheint es, in einem solchen Fall die Vereinbarung zu beenden, denn nur so erschließt sich die Chance, zu einer neuen und tragfähigeren Vereinbarung zu kommen. > Grenzen, Seiten 26, 38 f., 94 ff.

Ein zentrales Element beim Umgang mit Borderlinekranken sind die (therapeutischen) Vereinbarungen. Die Vereinbarungen betreffen die Struktur des Umgangs und die Maßnahmen zur Krisenintervention. Die Vereinbarungen zum Umgang miteinander finden im sogenannten Therapievertrag ihren Niederschlag.

Die zeitliche Struktur der Hilfestellung

Oben wurde bereits auf die Notwendigkeit eines sorgsamen Umgangs mit der Zeit hingewiesen. Eine Helfer-Patient-Beziehung ist kein Ersatz für intime Bindungen oder Freundschaften. Auch wenn sich die Begleitung über einen mehr oder weniger langen Zeitraum erstrecken kann, ist die Hilfe immer zeitlich begrenzt.

Viel wichtiger als diese Tatsache ist allerdings, dass die Vereinbarung zur zeitlichen Ausdehnung der Hilfe das Arbeitsbündnis stärkt. Das heißt: Betroffene und Helfer werden dann nicht so schnell dazu neigen, unangenehme Themen auf später zu verschieben oder die Lösung von Problemen ganz aufzuschieben. Auch wird die mögliche Beendigung der Beziehung und damit die persönliche Trennung verdeutlicht, womit der Gefahr entgegengewirkt wird, die Helfer-Patient-Beziehung als Ersatz für andere fehlende Beziehungen zu missverstehen – eine Gefahr, die im Übrigen wechselseitig sein kann!

Vernetzung der Hilfe

Die psychosoziale Versorgungslandschaft hat sich mittlerweile erheblich differenziert. Die Folge ist, dass die Betroffenen häufig nicht nur einen Helfer haben, sondern in ein Hilfenetz eingebunden sind. Auch wenn die Koordination der Helfenden häufig gewährleistet ist, kann sich die Kooperation aller durchaus als problematisch herausstellen, vor allem dann, wenn es an gegenseitigem Respekt mangelt. Kooperation setzt eine angemessene Kommunikationsstruktur voraus, die auf eine bestimmte Region hin (»Gemeindepsychiatrischer Verbund«) erarbeitet werden muss.

Entwicklung einer helfenden Haltung

Die eigene Persönlichkeit einbringen

Bevor man sich auf das therapeutische »Abenteuer« des Umgangs mit Borderlinekranken einlässt, sollten die Helfenden zunächst die eigenen Erwartungen betrachten. Die Beschäftigung mit der Borderlinestörung kann sehr »interessant und spannend« sein, der Umgang mit ihnen auch viel Freude bereiten. Einige Aspekte der Störung können aber durchaus ängstigen, andere sogar Ärger, Wut und Ablehnung hervorrufen. Wie erhalten wir uns als psychiatrisch Tätige die notwendige Offenheit den Betroffenen gegenüber?

Selbstreflexion Listen Sie einmal alle negativen Erwartungen auf, die Ihnen im Zusammenhang mit der Borderlinestörung begegnet sind!

Menschen mit einer Borderlinestörung brauchen aufgrund ihres grundsätzlichen Misstrauens eine große Transparenz in den therapeutischen Beziehungen. Gleichzeitig lösen sie starke emotionale Reaktionen in ihrer Umgebung aus, also auch bei den Helfern. Transparenz führt also auch dazu, dass die Eigenschaften der Helfenden offensichtlich werden. Somit ist der Helfer nicht mehr nur Spiegel des Betroffenen und im umfassenden Sinne neutral, sondern ein Mensch mit Eigenschaften, also auch Grenzen. Natürlich geht es in Helferbeziehungen nicht darum, den Klienten die eigenen Problemlösungen überzustülpen. Vielmehr sollte die Beziehungsgestaltung im eigentlichen Sinn dialogisch sein. Dazu gehört auch, die Erfahrungen und emotionalen Reaktionen des Helfers dem Klienten nutzbar zu machen. > Offenheit, Seiten 25, 39, 112, 131

Daraus lernend, wird die Eigenschaft des Helfers zu einer Ressource, zu einem bedeutsamen Unterschied und zum Ausgangspunkt für eine neue Beziehungserfahrung aufseiten des Erkrankten. Aber sind sich die Helfenden dieser Ressource bewusst, kennen sie ihre eigenen Eigenschaften und können sie sie nutzen?

Dieser Klärungsprozess ist sicherlich der erste und vielleicht der entscheidende Schritt, um einen *persönlichen* Umgang mit der Borderlineproblematik zu entwickeln. Hilfe ist aber nicht nur Kunst, sondern auch Handwerk. Das Erlernen des Handwerks erleichtert den Umgang mit den Betroffenen ungemein, die ohnehin ein professionelles Verhalten erwarten. Erst das Zusammenspiel von handwerklichem Können und dem Einsatz der eigenen, persönlichen Ressourcen ermöglicht einen hilfreichen Umgang mit den Betroffenen.

Die Eigenschaften eines Menschen sind Haltungen und Wertungen unterworfen. So wird der eine eher nachsichtig, der andere vielleicht konfrontativer sein. Wertungen stehen oft der Würdigung und Wertschätzung der persönlichen Eigenschaften anderer entgegen, was etwa die Zusammenarbeit im Team erschwert. Gerade im Umgang mit Borderlinekranken ist daher gegenseitiger *Respekt* von großer Bedeutung und steht in einem wohltuenden Gegensatz zu einer oberflächlichen Suche nach Übereinstimmung.

Elemente einer ganzheitlichen Sichtweise

Der Störungsaspekt einer seelischen Erkrankung macht jeweils nur einen Anteil der Persönlichkeit des Betroffenen aus. Sosehr in der therapeutischen Arbeit also zunächst die Probleme der Klientinnen und Klienten augenfällig sind, ist es gerade bei einer Persönlichkeitsstörung überaus wichtig, über die Defizite hinauszuschauen und die Person als ganze im Blick zu behalten. Das hat auch Konsequenzen für die Helfenden. Seit Langem ist bekannt, dass bei der (psycho-)

therapeutischen Hilfe nicht allein die spezifische Technik von Nutzen ist, sondern auch Allgemeine Wirkfaktoren wie die Stabilität und Güte der therapeutischen Beziehung und die Ressourcenorientierung, mit deren Hilfe eine bessere Bewältigung der Erkrankung gelingt und die möglicherweise eine *zentrale* Rolle im Bewältigungsprozess hat. Die Förderung der Motivation des Betroffenen gehört ebenso zu den Wirkfaktoren, um die Bewältigungs- und Entwicklungspotenziale zu wecken und zu nutzen. Eine ganzheitliche Sichtweise auf den Menschen erfordert daher verschiedene Perspektiven, nämlich den:

- Störungsaspekt,
- Ressourcenaspekt,
- Beziehungsaspekt,
- Motivationsaspekt.

Gerade beim Umgang mit Borderlinekranken in rehabilitativen und komplementären Einrichtungen hat eine solche Fallkonzeption ohnehin Vorteile, weil so die vielen Alltagserfahrungen integriert werden können. Das ist sicher auch in ambulanten Therapien der Fall, allerdings ist in klinisch-stationären Settings eine stärkere Konzentration auf die Störungen selbst möglich. Die Integration der einzelnen Aspekte hilft, den therapeutischen Blick nicht ausschließlich auf die Defizite der Person, sondern ganz besonders auf ihre Ressourcen zu richten.

Der Umgang mit Borderlineerkrankten erfordert es in besonderer Weise, dass der Helfer sich seines eigenen Stils bewusst ist und sich in die Lage versetzt, die Besonderheiten des Klienten als Ressource zu nutzen. Die Symptomatik stellt nur einen Teilaspekt des betroffenen Menschen dar. Im Sinne einer ganzheitlichen Sichtweise und einer besseren therapeutischen Wirkung sollten auch die anderen Eigenschaften wahrgenommen und berücksichtigt werden.

An dem folgenden Beispiel, das aus der Perspektive der Betroffenen erzählt wird, sollen die einzelnen Aspekte verdeutlicht werden.

BEISPIEL

»Eigentlich kann ich meinen Eltern nicht böse sein, immerhin haben sie alles für mich getan. Trotzdem hege ich einen unterschwelligen Groll gegen sie, den ich mir nicht erklären kann. Vor allem rege ich mich über Kleinigkeiten auf, und es kommt dann häufiger zu Streitigkeiten, die regelmäßig darin enden, dass wochenlang zwischen ihnen und mir Funkstille herrscht. Dabei reagieren beide recht unterschiedlich.

Mein Vater weiß immer alles besser und drängt vor allem darauf, dass ich das Studium zu Ende bringe. Wenn ich ihm in diesem Punkt nicht entgegenkomme, dann versucht er es zunächst mit Argumenten, verliert aber früher oder später die Nerven, bekommt einen roten Kopf und brüllt laut los. Meine Mutter argumentiert nicht, sondern reagiert schnell beleidigt: Sie hätten so viel für mich getan und noch heute versuche sie, mir alles leicht zu machen. Dabei sei ich auch noch undankbar und würde sie mit meiner aggressiven Art sehr kränken.

Eigentlich gibt es zwischen uns nie so richtig Frieden. Ich ziehe mich deswegen oft in mein Zimmer zurück und höre Musik, aber auch das ärgert sie. Schon so oft habe ich überlegt, dass ich besser ausziehen sollte, aber das Geld reicht hinten und vorne nicht. Ich habe mir schon eine Reihe von Wohnungen angeschaut, aber nie war etwas Passendes dabei.

Im Rahmen der gesamten Situation hat sich auch das Verhältnis zu meinem Freund verschlechtert, obwohl er eigentlich ein netter Mensch ist und sich in der Regel meiner Meinung anschließt. Trotzdem bin ich ständig unzufrieden und reagiere mit Wut auf ihn. Dabei gehen mir auch bei ihm hauptsächlich Kleinigkeiten auf den Nerv. Im letzten Jahr bin ich für ein paar Wochen bei meinem Freund eingezogen, nachdem ich wegen des Geldes mit meinen Eltern Krach hatte. Dort habe ich es aber bereits nach einigen Tagen nicht mehr ausgehalten. Nachdem ich dann wieder nach Hause zurückgekehrt war, ging es mir richtig schlecht. Ich konnte kaum noch schlafen und habe angefangen, mich an den Armen zu ritzen. Das Ritzen habe ich mittlerweile wieder aufgegeben. Ich plage mich aber immer noch sehr mit Selbstzweifeln und depressiven Stimmungen herum. Eigentlich weiß ich nicht mehr, wie es weitergehen soll.«

In der Geschichte werden die Symptome des Borderlinesyndroms allenfalls angedeutet, denn die Betroffene ist hauptsächlich mit dem Beziehungsaspekt beschäftigt und scheint einen erheblichen *Motivationskonflikt* zu haben: Soll sie von zu Hause ausziehen? Soll sie weiter Sozialpädagogik studieren? Die mangelnde Motivation ist für sie Anlass, Kontakt mit dem Therapeuten aufzunehmen. Der *Störungsaspekt* führte in diesem Fall zu dem Schluss, dass die junge Frau einen angemesseneren Umgang mit ihren Gefühlen lernen müsse. Im Sinne des *Ressourcenaspekts* müssen der Wunsch der Betroffenen nach Veränderung und ihre Versuche, einen eigenen Weg zu finden, gewürdigt werden. Die Klärung der *Beziehungen* zu den Eltern und zum Freund könnte hilfreich für die Betroffene sein, um ihren offensichtlichen Motivationskonflikt zu lösen.

Umgang mit der Diagnose

Ein zentraler Aspekt der gemeinsamen Arbeit ist der Umgang mit der Diagnose. Selbstverständlich besteht auch für die Borderlinediagnose die Gefahr, zum reinen Etikett zu verkommen und damit dem

Einsortieren in bestimmte Schubladen Vorschub zu leisten. Allerdings ist es ein Gebot der Fairness, dem Betroffenen die Problemdefinition (um etwas anderes geht es ja nicht) mitzuteilen, auch wenn damit die Gefahr verbunden ist, dass diese Diagnose zu einer Art Ersatzidentität wird (»Ich bin Borderliner«) und selbststigmatisierend wirkt. Eine Diagnose ist zunächst einmal lediglich ein Kommunikationsangebot, sie gerät ohnehin in den Hintergrund, je besser die Helfer-Klient-Beziehung wird und der Betroffene mit seiner ganz besonderen Individualität gesehen werden kann.

Im folgenden Beispiel werden die Vor- und Nachteile der Diagnosestellung deutlich.

BEISPIEL

»Im vergangenen September habe ich mich umfangreich über einige Persönlichkeitsstörungen, insbesondere Borderline, informiert, da ich möglicherweise betroffen bin. Ich musste jedoch auch viele der Punkte in den gängigen Listen (ICD-10, DSM-IV) verneinen, sodass ich mir noch immer unsicher bin. Auslöser für diese Annahme und Anstoß zur Erkenntnis, dass etwas Grundlegendes nicht stimmt, war ein extremer Wutausbruch von mir, der in einer Selbstverletzung endete. Ich war sehr erschrocken darüber, bekam große Angst und beschloss, sofort zu handeln, da ich zwar diese extremen Gefühlszustände und Wutausbrüche kannte, aber bisher nicht die Folge in dieser expliziten Form.

Ich habe mich wohl etwas zu viel informiert, denn viele Borderlinebetroffene (ich habe mich in diversen Internet-Selbsthilfegruppen gemeldet) sagten mir, Borderline sei unheilbar, absolut hoffnungslos, werde immer schlimmer und viele Therapeuten würden die Patienten deshalb von vornherein ablehnen. Zwar habe ich von diesen Gruppen Abstand genommen, bin aber dennoch verunsichert, wie ich den richtigen Therapeuten finden kann. Am

liebsten wäre mir zum Einstieg eine Person, die auf Borderline spezialisiert ist bzw. große Erfahrung mit verschiedenen Persönlichkeitsstörungen hat. Ich weiß jedoch nicht, inwieweit man Borderline vorab schon ein wenig eingrenzen und diagnostisch von anderen Persönlichkeitsstörungen unterscheiden kann. Die Kassenärztliche Vereinigung gibt leider lediglich Adressen raus.
Ich befürchte nun, dass ich monatelang von Therapeut zu Therapeut tingeln muss, um jemanden zu finden, der sich auf diese Diagnose einlässt. Kurz zusammenfassen kann ich die Punkte in den Borderlinebeschreibungen, die auf mich zutreffen, und solche, die es nicht tun. Zutreffend sind: Wutausbrüche, extreme Stimmungsschwankungen, selbstverletzendes Verhalten, instabile Beziehungen, zurückstoßen und gleichzeitig anklammern, nicht allein sein können, Dissoziation (Held – Unterdrücker). Nicht zutreffend sind: Drogen- / Alkoholmissbrauch, Essstörungen, Depressionen, Gefühl von Leere, Identitätsfragen, suizidale Tendenz.«

Die Betroffene sucht hier sehr eindrücklich nach Klarheit und verspricht sich daher viel von der Klärung der Diagnose. Dabei ist ihre Vermutung sicherlich berechtigt, dass eine solche Klärung ihre Möglichkeiten der Bewältigung erweitern könnte, also etwa schon bei der Suche nach einem geeigneten Therapeuten. Allerdings ist sie mit sehr negativen Erwartungen aufgrund der Diagnose konfrontiert worden, die in ihr Ängste auslösen.

Alles in allem spricht vieles dafür, mit der Diagnose offen umzugehen, sie aber in jedem Fall im Sinne einer ganzheitlichen Wahrnehmung zu relativieren.

Der offene, kommunikative Umgang mit der Diagnose hat Vor- und Nachteile. Zum einen kann die Diagnose stigmatisieren und zu einer Festlegung auf bestimmte soziale Rollen führen. Mit der Diagnose

können jedoch auch Informationen erschlossen und die Sicherheit im Umgang mit den Problemen erhöht werden.

Die Ziele der Hilfe

Zu den therapeutischen Vereinbarungen gehört die Einigung über die Ziele der Hilfe. Diese Ziele können jeweils unterschiedliche Ziel*tiefen* haben. Beispielsweise kann es um die Reduzierung der Symptome gehen, aber auch um die Durchführung notwendiger struktureller Veränderungen im Leben oder um die Erschließung völlig neuer und bisher unbekannter Lebensperspektiven (salutogenetische Ziele). *Finale Ziele* sind direkte Lösungen des Problems, wohingegen *instrumentelle Ziele* die Förderung von Fähigkeiten umfassen, die für die Lösung der Probleme unumgänglich gebraucht werden. Alles dies greift ineinander und dient als Grundlage dafür, gemeinsame Ziele zu erarbeiten.

Kriterien für die Erarbeitung von Therapiezielen sind:

- eine differenzierte Problem- und Ursachendiagnose sowie die Beachtung von Problem und Kontext;
- die Auswahl der Vorschläge des Therapeuten so, dass sie der von dem Patienten gewünschten Zieltiefe entsprechen;
- eine realistische Abschätzung der therapeutischen Möglichkeiten und der Ressourcen des Patienten;
- getrennte Erörterung von finalen und instrumentellen Zielen.

Die Bedeutung bei der Borderlinestörung, Ziele zu vereinbaren, liegt unter anderem an den Schwierigkeiten der Betroffenen, selbst konkrete Ziele für sich zu entwickeln und zu benennen. Dies wird am folgenden Beispiel (ein Auszug aus einem Brief) deutlich.

BEISPIEL

»Hm ... wollen die Therapeuten, dass ich eine Therapie mache? Mir hat nie irgendetwas geholfen ... Psychotherapie ... Ich kann mich nicht einlassen, und sie lassen sich auf mich nicht ein ... vielleicht verlange ich einfach zu viel ... etwas, was gar nicht vorhanden ist ... und ich sehne mich weg von etwas und nicht nur hin zu etwas. Aber da es nie funktioniert oder erfüllt wird, wird es jedes Mal schlimmer, und die Tendenzen zu Selbstverletzung und ähnlichen destruktiven Handlungen werden immer stärker. Ich gehe also aus einer Klinik heraus mit dem Eindruck: So, jetzt erst recht ... es funktioniert so einfach nicht ... so wie ich es will oder hoffe.

Ich falle doppelt in die vorherige Situation zurück und es bleibt die totale ›existenzielle Einsamkeit‹ übrig und ich will das einfach aushalten. Und vielleicht denken sie: Ich bin alt genug und es lohnt sich sowieso nicht mehr, und ich gebe ihnen recht ... ja, ich gebe ihnen recht, und nichts scheint einfacher zu sein und doch funktioniert es, so unvollständig es ist, immer wieder und wieder.«

Bei diesem Beispiel handelt es sich um eine anonymisierte Anfrage einer Betroffenen – der Lesbarkeit willen schon leicht bereinigt! Das Anliegen darin wird nicht wirklich klar. Sie deutet natürlich einerseits eine Vielzahl von Problemen an, etwa ihre Enttäuschung über die bisherigen Therapieversuche und ein daraus resultierendes Misstrauen. Andererseits wird eine bedrohliche Zunahme bestimmter Symptome (etwa der Selbstverletzung) wahrgenommen. Die Rolle der Therapie bei der Verschlechterung wird ebenfalls angedeutet.

Vermutlich erlebt die Betroffene ihre innere Situation so chaotisch, wie sie es in ihrer Anfrage ausdrückt. Ein möglicher Helfer kann selbstverständlich auf die einzelnen angedeuteten Aspekte eingehen, beispielsweise auf die Einsamkeit. Da die Angaben aber so vage formuliert sind, ist die Gefahr, einen Irrweg einzuschlagen, sehr groß. Daher erscheint es in solchen Fällen besonders wichtig, zunächst einmal die Anliegen der Patienten und ihre Motive zu konkretisieren und auch zu hinterfragen. Erst damit werden überhaupt die Voraussetzungen für eine konstruktive Zusammenarbeit geschaffen. Zu Beginn einer Therapie kann es durchaus solche Vorbehalte wie im Text geben. Es ist sinnvoll, auch diese Aspekte mittels einer Gegenüberstellung von Pro und Kontra anzusprechen.

Das Finden, Formulieren und Hierarchisieren von Zielen ist nicht eine Voraussetzung für eine Therapie, sondern bereits ein Bestandteil des therapeutischen Prozesses.

Rolle des Teams

Psychiatrische Hilfen erfolgen immer in vernetzten Strukturen, sodass auch der Umgang mit Borderlinekranken im Kontext eines Teams erfolgt, etwa bei der stationären Behandlung oder aber bei der Betreuung in Wohngemeinschaften und Ähnlichem. Auch sollte die Kooperation mit niedergelassenen Therapeuten nicht vernachlässigt werden. Die Zusammenarbeit mit anderen Helferinnen und Helfern ist auf den ersten Blick mühsam, weil die Arbeit im Team oder Netzwerk eine Quelle zusätzlicher Spannungen darstellt. So ist die Gefahr groß, dass bei der Versorgung und Betreuung Konflikte entstehen, verdeckt um den Klienten konkurriert wird, zwischenmenschliche Kränkungen erfolgen oder auch bloß eine Art Kakophonie der Meinungen entsteht. Gleichzeitig sollten die Vorteile nicht übersehen werden.

Es wird oft behauptet, Borderlinekranke würden geradezu regelhaft die Betreuungsteams »spalten«. Das ist zwar zuweilen möglich, sollte aber differenziert betrachtet werden, denn auch sonst existieren

Unterschiede in den Kommunikationsstilen, den Lebensauffassungen, der Kompetenz, der Macht in Teams, was alles schnell mal zu verschiedenen »Fraktionen« führen kann. Selbst das Bedürfnis, »an einem Strang ziehen zu wollen«, kann diese Unterschiede nicht zum Verschwinden bringen. Die »Spaltung« des Teams in einem solchen Sinne ist also völlig normal. Damit müssen Teams umgehen können. Schmerzhaft werden diese Unterschiede jedoch dann, wenn sie als unüberbrückbar erscheinen, sie eine rigide Trennung zwischen Gut und Böse anstoßen und zu gegenseitiger Missachtung führen.

Tatsächlich haben Borderlinekranke ein gewisses Geschick, Unterschiede zu Katastrophen auswachsen zu lassen. Vielleicht liegt das daran, dass sie selbst andauernd in der Furcht leben, an ihren inneren Widersprüchen zu zerbrechen. Es ist dann legitim, von dem Kontext zu erwarten, nicht immer auf diese Widersprüche hingewiesen zu werden. Ähnlich kann es den Mitgliedern des Teams gehen, sodass im wahrsten Sinne des Wortes eine spiegelbildliche Situation entsteht.

Solche Konstellationen bergen die Gefahr des Kampfes in sich, obgleich gerade der nicht hilft, die Widersprüche wirklich zu überwinden. In der Tat sind ja Unterschiede und Widersprüche ein Teil unserer Wirklichkeit. Sie zu überwinden beziehungsweise aufzuheben gelingt in seltenen Fällen dadurch, dass man sich eben für *eine* Möglichkeit entscheidet. Häufiger müssen weitere Möglichkeiten bedacht und Kompromisse gefunden und ausgehandelt werden. Nicht selten müssen die Widersprüche sogar auch schlicht ertragen werden.

Gerade diese im eigentlichen Sinne dialektischen Situationen sind häufig genug Ausgangspunkt für Entwicklungssprünge. Das gilt für den Betroffenen, aber auch für das Team. Es spricht daher für die Qualität der Teamarbeit im Umgang mit Borderlinepatienten, wenn diese Unterschiede und Widersprüche ausgehalten und sogar genutzt werden können, denn gerade dann erweist sich der Wert der Teamarbeit.

Der als »Spaltung« diskriminierte Vorgang kann dann als Herausforderung für das Team verstanden und konstruktiv genutzt werden.

Da das Team ein komplexes Geflecht von sozialen Beziehungen bildet, ist die Gefahr einer Eskalation potenziert. So ist es nicht verwunderlich, dass es gerade bei stationären Behandlungen zu solchen Eskalationen kommt. Die Szene kann dann vollständig etwa von selbstverletzendem Verhalten oder Suizidankündigungen auf der einen Seite sowie Einschränkungen der Autonomie auf der anderen Seite geprägt sein.

Solche Konstellationen haben in der Regel die Merkmale einer permanenten Krise. Die Krise des Betroffenen wird somit zu einer Krise der Teamarbeit. Solche Konstellationen zeichnen sich durch eine erhebliche Stabilität und Immunität gegenüber Veränderungen aus.

Die Lösung einer solchen Konstellation erfordert von den einzelnen Teammitgliedern ein sehr reflektiertes und überlegtes Vorgehen. Wichtig ist vor allem, dass die Aktivitäten nicht ausschließlich von der Krisenbewältigung bestimmt werden, sondern dass strukturierte und zielgerichtete Aktivitäten zunehmend an die Stelle der Krisenbewältigung rücken. Unabdingbar sind ein offener Dialog im Team, die Formulierung von angemessenen und realistischen Zielen, die Orientierung an möglichst konkreten Ansatzpunkten sowie Supervision. > Offenheit, Seiten 25, 39, 112, 120

Da die Betroffenen aktiv Hilfe nachfragen, kann sich die Zahl der Helfer schnell so erhöhen, dass allen Beteiligten die Übersicht verloren geht. Bei einem derartig komplexen Netz ist die Koordination und Kooperation nicht einfach, sodass die Struktur der Hilfe zerbricht. Eine Klärung wird schwierig, weil verschiedene Einflussfaktoren wirksam sind.

Eine solche Konstellation weist auf das grundsätzliche Spannungsfeld zwischen Fokussierung und Erweiterung hin. Selbstverständlich ist zur Lösung der Borderlineproblematik eine Konzentration auf die Schwierigkeiten unabdingbar, allerdings müssen auch Anregungen von außen aufgenommen werden, um jeweils neue Aspekte bei der Überwindung der Probleme integrieren zu können.

Die Lösung des Problems der Unübersichtlichkeit lässt sich daher nur dialektisch lösen. Dazu muss ein Mindestmaß an Regeln bei der Kooperation vereinbart und eingehalten werden (Helferkonferenz). Die Regeln haben hier den Sinn, die Interessen des gerade nicht Anwesenden zu schützen. Eine Regel betrifft beispielsweise den zurückhaltenden Umgang mit intimen Informationen.

SUPERVISION Weil beim Umgang mit Borderlinekranken die Gefahr konfliktreicher und krisenhafter Zuspitzungen groß ist, kommt einer Außenperspektive eine wichtige Bedeutung zu. Besonders die emotionalen Anforderungen an die Helfenden bedingen immer wieder einen Klärungs- und Unterstützungsbedarf. Eine solche Unterstützung kann und sollte durch Supervision gewährleistet werden. Steht diese Möglichkeit nicht zur Verfügung, müssen andere Formen der Unterstützung gesucht werden, etwa durch Formen kollegialer Beratung oder mithilfe von Netzwerken. Unterstützung kann selbstverständlich auch von anderen Teammitgliedern geleistet werden (»Intervision«), auch wenn dann natürlich die Neutralität nicht mehr gewährleistet ist.

Erst wenn ein Team in der Lage ist, die bestehenden Unterschiede der einzelnen Mitglieder zu akzeptieren und zu nutzen, kann die Zusammenarbeit auch für die Betroffenen hilfreich gemacht werden. Spaltungsverhalten aufseiten der Erkrankten sollte für ein Team eine fachliche Herausforderung darstellen. Wegen der vielen möglichen Probleme ist die Möglichkeit der Supervision zu bedenken.

Hilfreiche therapeutische Strategien

Beim Borderlinesyndrom haben sich längst verschiedene therapeutische Techniken bewährt, die die Hilfemöglichkeiten deutlich verbessern. Für eine Reihe von Ansätzen liegen inzwischen auch fundierte Wirksamkeitsnachweise vor, etwa für die Dialektisch-Behaviorale Therapie (DBT), die Mentalsierungsbasierte Therapie (MBT), die Schematherapie nach Young, das STEPPS-Programm und mit Einschränkungen auch für die Übertragungsfokussierte Therapie (TfP). Auch wenn die einzelnen Vorschläge unterschiedliche psychotherapeutische Ausrichtungen haben (mal verhaltenstherapeutisch, mal psychodynamisch, mal psychoanalytisch), so finden sich doch viele Gemeinsamkeiten. Allerdings gibt es Unterschiede im Fokus für die Veränderungsbereiche (Stresstoleranz, Alltagskompetenz, zwischenmenschliche Kompetenz etc.). Um den integrativen Aspekt zu betonen, sind die Strategien im Folgenden nicht nach den einzelnen Schulen getrennt.

Grundsätzlich setzen die Behandlungsvorschläge an zwei Punkten an: der emotionalen Instabilität und dem spezifischen Beziehungsmuster der Betroffenen. Die dazu entwickelten Methoden liegen inzwischen manualisiert vor, das heißt als ausgearbeitete Therapieanweisungen (siehe Literaturverzeichnis). Bei allen Methoden und Verfahren finden sich Hinweise auf die Bedeutung von Vereinbarungen für den Umgang mit Borderlinekranken, wie sie im vorausgegangenen Kapitel dargestellt wurden.

Der Genesungsprozess der Borderlinestörungen verläuft in Phasen. Die Anforderungen an die Hilfe können sich zwischen den einzelnen Phasen zum Teil erheblich unterscheiden. Die Phasen sind:

- Krisenbewältigung,

- Förderung der Stresstoleranz,
- Förderungen der Fertigkeiten zur Gestaltung zwischenmenschlicher Beziehungen und des Selbstbildes,
- Durchführung von Veränderungen,
- Abschluss und Konsolidierung.

Im Folgenden sollen einzelne Aspekte der therapeutischen Arbeit herausgestellt werden.

Hilfe zur Selbsthilfe

Mittlerweile hat sich ein aktiver und lebhafter Dialog zwischen den Betroffenen entwickelt, sodass von einer Selbsthilfebewegung gesprochen werden kann. Teilweise organisieren sich die Gruppen nach dem sogenannten Trialogmodell, wie es von und für Psychoseerkrankte entwickelt wurde und bei dem Betroffene, Angehörige und Fachleute zusammenkommen. Insbesondere das Internet wird von Betroffenen zum Erfahrungsaustausch und zur Information genutzt (einige Adressen finden sich am Schluss des Literaturverzeichnisses). Inhalt des Austausches sind häufig Erlebnisberichte, die dabei helfen, aus der Isolation der Erkrankung herauszufinden und sich über Hilfemöglichkeiten und Lösungswege auszutauschen. > Trialog, Seite 53

Gerade die Untersuchungen zum Verlauf der Borderlineerkrankung belegen den hohen Wert der Selbsthilfe, auch wenn es noch wenige Informationen darüber gibt, was im Lebensweg der Betroffenen konkret zur Verbesserung beiträgt. So bleibt offen, welche Rolle der sozialen Unterstützung (etwa durch Partner), der Lösung lebenszyklisch typischer Probleme oder dem Bewältigungsverhalten zukommt.

Die folgende Abbildung zeigt unterschiedliche Aspekte des Bewältigungsverhaltens (»Coping«). Es ist zu vermuten, dass handelnde und emotionale Bewältigungsformen bei der Selbsthilfe eine große Rolle spielen. Durch die Bereitstellung von Informationen können ergänzend auch die kognitiven Bewältigungsformen gestärkt werden. Hier kann ein Ansatzpunkt der Hilfe zur Selbsthilfe liegen, etwa durch die Vermittlung von Wissen über die Grundlagen der Störung, aber auch über die gute Prognose im Verlauf des Lebens. Therapeutisch sollte der Blick entschieden auf die konstruktiven, lösungsorientierten Möglichkeiten gerichtet sein, die die Ressourcen des Betroffenen aufgreifen. Eine Defizitorientierung fokussiert viel zu sehr auf destruktive Verhaltensweisen. > Ressourcen, Seiten 67 ff., 110 f., 144

ABBILDUNG 3

Krankheitsbewältigung

Bewältigungsformen
• handelnde • kognitive • emotionale
Bewältigungsarten
• bedrohungsmindernde • zuwendungsorientierte • bedrohungsfokussierende

Mit der Förderung der Selbsthilfe werden auch die Autonomie und die Selbstverantwortung der Betroffenen unterstützt. Ohnehin kennzeichnet die zunehmende Übernahme von Eigenverantwortung am besten die Schritte zur Überwindung der Störung. Zudem beugt sie einer möglichen Tendenz vor, sich vollständig von professioneller Hilfe abhängig zu machen – ein Weg, der oft genug in sozialen Katastrophen endet.

Psychoedukation

Die Unterstützung der kognitiven Bewältigungsformen ist ein Hauptanliegen der sogenannten Psychoedukation. Die Aufklärung und

Information von Betroffenen über ihre Erkrankung sollte allerdings in jeder therapeutischen Beziehung eine Selbstverständlichkeit sein und nicht erst Aufgabe von Spezialprogrammen, gleichwohl systematisiert eine strukturierte Psychoedukation die Informationen. Entscheidend für die Vermittlung von Informationen sind die Konsequenzen, die der Betroffene daraus entwickeln kann. Die Fragen zielen in der Regel auf die Diagnose (welche Krankheit habe ich?), die Ursachen (woher kommt die Erkrankung?), auf die Prognose (welche Chancen habe ich und was habe ich zu erwarten?) und die Möglichkeiten der Therapie (was können ich und die Helfer gegen die Erkrankung unternehmen?). Der Wert der zur Verfügung gestellten Informationen misst sich daran,

- ob ein nachvollziehbares Modell der Erkrankung vermittelt wird (Verständnis),
- ob ein optimistisches Lösungsmodell entworfen wird (Hoffnung),
- ob durch die Information konkrete Handlungsschritte erfolgen können (Orientierung).

Aus den bisherigen Erfahrungen lässt sich die Rolle der Emotionen besonders gut vermitteln (Modell der emotionalen Instabilität). Auch können Aspekte mithilfe von *Stressmodellen* erklärt werden. Nicht zuletzt helfen etwa die Kriterien des DSM-5, die Ausdrucksformen der Erkrankung zu erläutern. > Motivation, Seiten 21, 110, 122 ff.

Die Psychoedukation stellt beispielsweise beim STEPPS-Programm, einem ambulanten Gruppentraining, mit der Einheit »Die Erkrankung erkennen und annehmen« den ersten Schritt dar. Dabei werden nicht nur die Symptome anhand des DSM-5 vermittelt, sondern auch schon persönliche Erfahrungen aufgenommen, Selbstdiagnoseinstrumente verwendet und die Bedeutung dysfunktionaler Einstellungen und Schemata diskutiert.

Offener Dialog: Beenden des Vermeidungsverhaltens

Die Problemaktualisierung ist ein zentrales Element der Therapie, denn die oft praktizierte Vermeidung führt eher zu deren Verstärkung. Ziel ist dabei, den Betroffenen ein tieferes Verständnis ihrer Schwierigkeiten zu vermitteln und damit Veränderungen zu ermöglichen. Lange Zeit galt, dass ein solcher Schritt nur durch eine Verdichtung von Emotionen zu erreichen sei. Eher mystische Vorstellungen einer emotionalen Reinigung standen dabei wohl Pate. Tatsächlich aber sind unter emotionalem Druck viele Wahrnehmungs- und Gedankenkanäle »verstopft«. Eine (psycho-)therapeutische Problemaktualisierung muss daher im Spannungsfeld zwischen der Erzeugung von Aufmerksamkeit (Öffnung für neue Informationen) und Aufrechterhaltung eines relativen emotionalen Gleichgewichts (Stressfreiheit) stattfinden. Nur wenn dieses Spannungsfeld angemessen gestaltet wird, kommt ein Fortschritt zustande.

Wegen des hohen Erregungsniveaus und der gelegentlich heftigen emotionalen Reaktionen haben es Borderlinekranke besonders schwer, sich einer solchen Problemaktualisierung zu öffnen. Viele neigen eher dazu, sehr abwehrend auf entsprechende Hinweise zu reagieren. Vor allem der Umgang mit Widersprüchen ist für sie schwierig, weil diese Angst auslösen. Otto F. Kernberg hat daher im Rahmen seines psychodynamischen-psychoanalytischen Ansatzes aus gutem Grund ein eher behutsames Vorgehen empfohlen. Er schlägt eine Abfolge von Interventionen vor, beginnend mit der Klärung, weiter über die Konfrontation und erst am Ende Deutungen. > Störungsaspekt, Seiten 33 ff., 124

Die Einhaltung eines solchen Ablaufs bedarf der Übung, kann aber sehr helfen, den Dialog mit Borderlinekranken möglichst lange offenzuhalten. Kernberg erläutert sein Vorgehen an einigen Beispielen (siehe Abbildung).

ABBILDUNG 4

Therapieablauf

Klärung	
Die Klärung hat die Funktion, die wesentlichen Inhalte zu erklären und herauszufinden, inwieweit der Patient das »Material« versteht.	T: »Ich bemerke, dass Sie jedes Mal, wenn ich meinen Stuhl bewege, auf die Uhr gesehen haben. Fällt Ihnen dazu etwas ein?«
Konfrontation	
Die Konfrontation soll dem Patienten etwas von dem latent vorhandenen konflikthaften und unvereinbaren Aspekten des Materials bewusst machen.	T: »Sie haben all meine Beobachtungen in dieser Stunde sofort zurückgewiesen – fast ohne einen Moment darüber nachzudenken – und gleich-zeitig behauptet, dass Sie nichts von mir bekommen. Was denken Sie darüber?«
Deutung	
Die Deutung verbindet bewusstes und unbewusstes Material. Ziel ist, die Konflikthaftigkeit des Materials aufzulösen.	T: »Könnte es sein, dass Sie die verborgenen Attacken gegen Sie in diesem Bericht verleugnen, weil Sie vor der Intensität Ihrer Wut gegen Ihren politischen Rivalen Angst haben?«

Dialektische Strategien

Marsha Linehan arbeitet in ihrer Dialektisch-Behavioralen Therapie, die sie deshalb »dialektisch« nennt, mit dem Aufzeigen von Gegensatzpaaren. Sie will damit deutlich machen, dass man die Vorstellung fallen lässt, logisches Denken und intellektuelle Analyse seien die einzigen Möglichkeiten, die »Wahrheit« herauszufinden. Stattdessen muss auch das Wissen durch direkte Erfahrung anerkannt werden. Ein solches Gegensatzpaar bilden beispielsweise die Behauptungen:

- Eine Voraussetzung des Fortschritts ist, dass man jenseits der Meinung anderer einen eigenen Weg findet.
- Eine Voraussetzung des Fortschritts ist, die Anregungen aus der Umgebung aufzunehmen und zu nutzen.

Kernanliegen der dialektischen Strategie ist, die Betroffenen auf zusätzliche Aspekte und andere Perspektiven hinzuweisen. Das Ziel ist die Überwindung des Schwarz-Weiß-Denkens zugunsten einer integrierten und offeneren Wahrnehmung von Wirklichkeit, die Ambivalenzen einbezieht und aushaltbar macht. Dazu gehört auch eine Balance von Verstehen und Infragestellen, von Sicherheitswahrung und Veränderungswünschen etc. > Störungsaspekt, Seiten 33, 124

Verhaltensanalyse

Die Verhaltensanalyse ist aus der Tradition der Verhaltenstherapie entstanden. Beim Umgang mit Borderlinekranken eignet sich diese Technik besonders zur Auswertung von Krisen, problematischen Ereignissen und therapiegefährdendem Verhalten.

Die Verhaltensanalyse beginnt mit der präzisen Beschreibung des Problems oder der Situation (Worum geht es?). Es folgt die Betrachtung der Wahrnehmungsprozesse (Was ist geschehen?). Beides wird dann mit dem inneren Erleben verglichen (Wie wird die Situation interpretiert und bewertet, welche Absichten wurden daraus entwickelt?). Danach werden die Betroffenen angeregt, ihre tatsächlichen Verhaltensweisen in Form von Verhaltensketten zu beschreiben und die Konsequenzen aufzuzeigen (Was habe ich getan und welche Konsequenzen folgten daraus?). Die Beschreibung der Konsequenzen wird ergänzt durch Überlegungen zu alternativen Verhaltensweisen (Was hätte ich anders machen können?), um einen anderen Effekt zu erreichen.

Da eine Verhaltensanalyse im Nachhinein erfolgt, ist gewährleistet, dass die emotionale Anspannung abgeklungen ist und sich die Wahrnehmung wieder geweitet hat. Die Verhaltensanalyse knüpft häufig an das Stresstoleranztraining an, aus dem die Lösungsalternativen generiert werden können.

Eine Variante der Verhaltensanalyse ist die Situationsanalyse. Hierbei geht es nicht nur um den Auslöser eines Verhaltens und die Verhaltenskonsequenzen, sondern um die Erwartungen, die in einer Situation wirksam waren. Die Störung resultiert nach diesem Modell aus der Frustration der Erwartungen aufgrund des gezeigten Verhaltens.

DIE PRO-UND-KONTRA-LISTE Mit der Pro-und-Kontra-Liste wird ebenfalls abwägendes Denken und Verhalten gefördert. Sie lässt sich insbesondere bei der Lösung von Problemen einsetzen, wenn es unterschiedliche Lösungsstrategien gibt und eine Entscheidung notwendig wird. Überlegungen zum Pro und Kontra erleichtern solche Entscheidungen. Die Güte einer solchen Liste hängt unter anderem davon ab, wie präzise die Problemstellung definiert ist und dass verschiedenste Lösungsansätze gefunden werden. Die Suche nach Lösungsansätzen erfolgt am besten ohne Begleitung, die Beurteilung der verschiedenen Lösungsansätze kann dann besser in der Gruppe erfolgen.

Übende Verfahren – Fertigkeitstrainings

Das Phänomen der emotionalen Instabilität im Rahmen des Borderlinesyndroms ist besonders gut den sogenannten übenden Verfahren zugänglich (Skills-Training). Verhaltensfertigkeiten können aufgebaut werden, um eine bessere Stresstoleranz zu entwickeln, die innere Achtsamkeit zu verbessern, einen bewussten Umgang mit Gefühlen zu ermöglichen, die zwischenmenschlichen Fertigkeiten zu fördern und Maßnahmen zur Verbesserung der Lebensqualität zu ergreifen (das sind die Module der DBT).

Voraussetzungen für solche übenden Verfahren sind, dass der Betroffene das dahinter liegende Krankheitsmodell kennt und sich mit den Zielen einverstanden erklärt. Übende Verfahren haben den großen Vorteil, dass sie auf vorhandenen Bewältigungsressourcen der Betroffenen aufbauen, neue erschließen und zu einem aktiven Umgang mit den Problemen auffordern. In diesem Sinne kann der Betroffene dazulernen und erschließt sich neue Kompetenzerfahrungen bei der Lösung der Probleme. Übende Verfahren eignen sich besonders für Gruppenaktivitäten, weil durch sie der gegenseitige Erfahrungsaustausch gefördert wird. Außerdem lassen sich die einzelnen Übungsschritte gut in einem Programm zusammenfassen, wie es beispielsweise bei der Dialektisch-Behavioralen Therapie geschehen ist:

- Vorbereitungsphase:
  - A. Aufklärung über die Behandlung
  - B. Zustimmung zu den Behandlungszielen
  - C. Motivations- und Zielanalyse
- Erste Therapiephase:
  - i. Suizidales und parasuizidales Verhalten
  - ii. Therapiegefährdendes Verhalten
  - iii. Verhalten, das die Lebensqualität beeinträchtigt
  - iv. Verbesserung von Verhaltensfertigkeiten
    - a. Innere Achtsamkeit
    - b. Zwischenmenschliche Fähigkeiten
    - c. Bewusster Umgang mit Gefühlen
    - d. Stresstoleranz
    - e. Selbstmanagement
- Zweite Therapiephase:
  - v. Bearbeitung des Posttraumatischen Stresssyndroms
- Dritte Therapiephase:
  - vi. Steigerung der Selbstachtung
  - vii. Entwickeln und Umsetzen individueller Ziele

Auch das STEPPS-Programm stellt ein Fertigkeitstraining dar, wobei hier die achtsamkeitsbasierten Techniken eher integriert vermittelt werden. Außerdem erhalten Themen des Alltags eine höhere Aufmerksamkeit.

STEPPS-Themen sind:

- Distanzierung,
- Kommunikation,
- Gedanken hinterfragen,
- sich ablenken,
- Problembewältigung,
- sich Ziele setzen,
- essen und schlafen,
- üben und sich ausruhen,
- auf die körperliche Gesundheit achten,
- Vermeidung von Missbrauch,
- Gestaltung sozialer Beziehungen.

Im STEPPS-Training finden sich unter den einzelnen Themen verschiedenste therapeutische Strategien. Bei der Fertigkeitskommunikation geht es beispielsweise um den bewussten Umgang mit Emotionen. »Gedanken hinterfragen« enthält Vorschläge zur kognitiven Umstrukturierung und »sich ablenken« Elemente der Akzeptanz-Commitment Therapie (ACT). Im Verhaltenstraining geht es auch um den Transfer in den Alltag der Betroffenen, außerdem kommen wichtige Bereiche des Alltags zur Sprache. Beispielsweise haben etwa 40 – 50 Prozent der Borderlinekranken Schlafstörungen. Probleme mit dem Essverhalten sind ebenfalls weit verbreitet. Insofern erlaubt das STEPPS-Training die Umsetzung der erlernten Fertigkeiten in den Alltag.

Die Koordination der verschiedenen Erfahrungsräume ist bei Borderlinekranken wichtig und schwierig zugleich. Die Schwierigkeiten entstehen dabei meist aufgrund emotionaler Verwerfungen mit dem Umfeld, die die Betroffenen so gut wie immer schon in desolate Beziehungen und Beziehungsmuster manövriert haben. Soziale Integration beinhaltet daher auch immer das Entstehen von Konflikten und die Gefahr von Feindseligkeiten. Die Grundlage für eine Zusammenarbeit kann daher zunächst nur gegenseitiger Respekt sein. So wird beispielsweise im STEPPS-Programm die Gründung von Helferteams vorgeschlagen, die von den Betroffenen selbst zusammengestellt werden und für deren Kooperation der Betroffene ebenfalls die Hauptverantwortung trägt. Dabei setzen sich die Teams aus professionellen Helfern, Freunden und Angehörigen zusammen. Das verbindende Glied im Helferteam stellt die »gemeinsame Sprache« dar, also ein übereinstimmendes Verständnis von der Art der Störung und der Schritte zu ihrer Überwindung.

Validierung

Bei der Validierung vermittelt der Helfer dem Betroffenen, dass seine Reaktionen durchaus einen Sinn haben und in ihrer aktuellen Lebenssituation verstehbar und nachvollziehbar sind. Validierung ist daher eine Form der Wertschätzung und wird getragen von einer empathischen Grundhaltung.

Die Validierung bei Borderlinekranken bezieht sich in erster Linie auf die Emotionen, Handlungen und Gedanken. Dazu muss den Betroffenen Gelegenheit gegeben werden, Emotionen auszudrücken. Sind die Emotionen verborgen oder unklar, so erfolgt die Validierung durch ein Nachfragen. Borderlinekranke können oftmals Emotionen deswegen nicht erkennen, weil normalerweise eine Vielzahl von Emotionen gleichzeitig oder rasch aufeinanderfolgend auftreten. Gelegentlich können dabei sekundäre Emotionen die ursprünglichen Gefühle verdecken. Die Validierung hat hier die Funktion, die einzelnen Gefühle ernst zu nehmen, sie zu verstehen und in ihren Kontext einzuordnen. Validierung ist ein Element der Beziehungsgestaltung und zählt innerhalb der DBT zu den Verstehensstrategien. > Beziehungsaspekt, Seiten 121 f., 124

MENTALISIEREN Ausgehend von der Validierung sind es Bindungserfahrungen, die den Umgang mit Emotionen vermitteln und ermöglichen. Die Abbildung von Erleben, Urteilen und den damit verbundenen Gefühlen in den Beziehungen sind daher ein wichtiges Instrument, den Auswirkungen der Störung zu begegnen. Ziel ist es, Gefühlen einen Ausdruck zu geben, sie günstigenfalls sogar benennen und zuordnen zu können. Peter Fonagy hat diesen Prozess »Mentalisieren« genannt (Bateman & Fonagy 2014, 2015) und dabei die Bedeutung der Fähigkeit des Helfers hervorgehoben, Gefühle anzusprechen und zu verdeutlichen. > Bindung, Seiten 62, 83

Kognitive Umstrukturierung

Bei der Technik der Kognitiven Therapie geht es in erster Linie darum, ungünstige Bewertungen zu korrigieren. Ähnlich wie bei der Verhaltensanalyse steht am Anfang die Beschreibung der Situation oder des Problems. Danach wird nach den spontanen Gedanken, Bewertungen und Ideen gefragt und der dazugehörige Affekt gesucht. Dabei sollen vor allem Grundannahmen aufgedeckt werden (Mythen). Anschließend steht die Frage im Zentrum, ob die kognitive Reaktion als angemessen für die Zielerreichung eingeschätzt wird. In einem weiteren Schritt werden Alternativbewertungen entwickelt und auf ihre Auswirkungen auf die emotionale Wirkung überprüft. > Ressourcen, Seiten 67 ff., 110 f., 135

Bei Borderlinekranken findet man eine Reihe von ungünstigen und unrealistischen Vorstellungen, die oft genug Anlass für Probleme sind. So kann diese Technik beispielsweise bei der Klärung von Beziehungsproblemen wertvolle Dienste leisten.

DYSFUNKTIONALE SCHEMATA Ausgehend von der kognitiven Umstrukturierung ist beim Umgang mit Borderlinekranken insbesondere die Kopplung von Gedanken und Gefühlen zu beachten. Diese Kopplung ist ein zentrales Element von Schemata, also relativ stabile Erlebens- und Verhaltensstrukturen eines Menschen. Bei Borderlinekranken lassen sich viele Schemata beobachten, die sich eher ungünstig auswirken, also dysfunktional sind beziehungsweise geworden sind. Goffrey E. Young und Kollegen (2008) betonen daher die Bedeutung von Interventionen, die eine Veränderung solcher dysfunktionalen Schemen ermöglicht. Dabei geht es um:

1. Erkennen der für den Patienten relevanten Schemata und Schemamodi, ihrer Entstehungsbedingungen, Auslöser und dazugehöriger Bewältigungsreaktionen,
2. Milderung der Intensität der mit den Schemata und Modi verbundenen Erinnerungen, ihrer emotionalen Intensität, der Stärke der Körperempfindungen und der damit verbundenen dysfunktionalen Kognitionen sowie
3. Aufbau konstruktiver Verhaltens- und Denkmuster, die zu einer adäquaten, das heißt auf »erwachsene« Art herbeigeführten Befriedigung der Grundbedürfnisse führen.

Imagination

Imaginative Techniken werden bei Borderline immer häufiger eingesetzt. Dabei wird die Fähigkeit der Betroffenen zur Dissoziation ausgenutzt, um durch Imagination hilfreiche Selbstinstruktionen zu verankern. Imaginationen erhöhen die Leistungsfähigkeit in bestimmten Bereichen, stärken die Zielbindung und sind geeignet, über Erinnerungen Gefühle zu aktivieren. Hier dienen sie vor allem zur Stabilisierung des inneren emotionalen Gleichgewichts. Zur Veranschaulichung folgendes Beispiel:

BEISPIEL

»Ich möchte Sie bitten, dass Sie sich mit dem Teil in Ihnen in Verbindung setzen, den man ›innere Weisheit‹ oder den ›inneren Arzt‹ nennen könnte, den Teil in Ihnen, der weise ist. Bitten Sie jetzt Ihre innere Weisheit, Sie in Kontakt zu bringen mit einem oder mehreren hilfreichen Wesen. Seien Sie offen für alle Wahrnehmungen, sei es, dass Sie etwas sehen oder die Präsenz der hilfreichen Wesen spüren oder sie hören. Nehmen Sie mit Ihren inneren Sinnen wahr, was Ihnen Ihre innere Weisheit zeigen will.

Möchten Sie mir etwas über Ihre Helfer erzählen? Welche Frage möchten Sie den Helfern jetzt vorlegen? Stellen Sie Ihre Frage so genau wie möglich, bitten Sie um Hilfe für Ihr Problem und seien Sie offen für jede Antwort, die Ihnen gegeben wird. Bewerten Sie nicht! Lassen Sie sich genügend Zeit. Bedanken Sie sich zum Schluss bei Ihren Helfern für deren Hilfe und bedanken Sie sich bei Ihrer inneren Weisheit, und kommen Sie wieder zurück in die Realität.

Beachten Sie: Manchmal sind die Antworten der Helfer direkt, manchmal gibt es verschlüsselte, symbolische Antworten, die erst übersetzt werden müssen, wie bei einem Traum. Manchmal sind die Antworten auch völlig unverständlich und es ist notwendig, Geduld zu haben.

Es ist möglich, dass böse Gestalten auftauchen. Sie haben das Recht, diese ungebetenen Gäste wegzuschicken, mit dem Hinweis, dass man sich mit diesen Gestalten später beschäftigen wird.«

Die oben genannten Techniken stellen selbstverständlich nur eine Auswahl der möglichen Strategien dar. Nicht dargestellt sind etwa die kunsttherapeutischen Möglichkeiten, die bewegungstherapeutische

Vermittlung von Körpererfahrung und vieles andere mehr. Deutlich wird aber immerhin, dass die Möglichkeiten, der Borderlineproblematik zu begegnen, mittlerweile immens sind und sich stetig in Weiterentwicklung befinden.

Imaginative Verfahren dienen der Förderung der Zielbindung (Zukunftsvision), können damit die Leistungsfähigkeit verbessern und dienen der Aktivierung von Emotionen. Allerdings können imaginative Verfahren auch Nebenwirkungen haben, etwa durch das Auslösen starker stressinduzierender Emotionen oder problematischer Suggestionen.

Achtsamkeitstechniken

Gerade die enge Kopplung von Sinneswahrnehmung, Köpererleben und Gefühlen legt nahe, Borderlinekranke zu mehr Achtsamkeit anzuleiten. Achtsamkeit als buddhistisches Prinzip leitet zur nichtbewertenden Hinwendung zum Hier und Jetzt an. Den Kern achtsamkeitsbasierter Interventionen bilden einige Übungen.

BEISPIEL

Achtsames Atmen: Atmen Sie durch Ihr Zwerchfell. Legen Sie eine Hand auf Ihre Brust und die andere auf den Bauch. Sie sollten fühlen, wie Ihr Bauch sich dehnt (vorn, hinten und an den Seiten), während Sie atmen. Ihr Brustkorb sollte sich nicht bewegen, während Sie durch Ihr Zwerchfell atmen. Atmen Sie durch die Nase ein und durch den Mund wieder aus. Legen Sie sich auf den Rücken auf den Boden und legen Sie ein Objekt (etwa ein Buch) auf den Unterleib.

Konzentrieren Sie sich auf das Objekt, während es sich parallel zu Ihrer Atmung auf und ab bewegt, 5 bis 10 Minuten lang. Drehen

Sie sich nun auf den Bauch, die Hände um den Kopf herumgelegt. Wenn Sie einatmen, drückt Ihr Bauch gegen den Boden. Wenn Sie ausatmen, löst er sich wieder vom Boden.

Atemzüge zählen: Atmen Sie tief ein und aus. Zählen Sie bis vier beim Einatmen. Zählen Sie bis acht beim Ausatmen. Versuchen Sie, beim Ausatmen bis 16 oder sogar bis 20 zu zählen.

Entspannungsseufzer: Atmen Sie durch Ihr Zwerchfell ein, stoßen Sie dann einen langen Seufzer der Erleichterung aus, während die Luft Ihre Lungen verlässt.

Spannungsabbau: Sagen Sie zu sich selbst, während Sie einatmen: »Entspannung einatmen.« Während Sie ausatmen, sagen Sie sich: »Anspannung ausatmen.« Machen Sie eine kurze Pause, bevor Sie wieder einatmen.

Achtsamkeitsbasierte Interventionen haben sich inzwischen in vielen therapeutischen Settings bewährt und können Borderlinekranke zu einer besseren Hinwendung zum eigenen Inneren führen. Achtsamkeit kann vor allem aber zur Förderung der Stresstoleranz eingesetzt werden.

AKZEPTANZ Akzeptanz ist eine Voraussetzung dafür, sich einer Situation auf eine andere, nicht gewohnte Weise zu nähern. Sie ist damit eine wichtige Voraussetzung für einen achtsamen Zugang. Akzeptanz kann aber auch den Umgang mit den eigenen Unzulänglichkeiten ermöglichen und das Vermeiden reduzieren. Im günstigen Fall werden dann wieder die Erwartungen und Wünsche spürbar, die auf dem inneren Wertesystem beruhen. Borderlinekranke brauchen Zeit für die Bewältigung der Störungen, sie müssen dabei viel aushalten und brauchen dazu viel Geduld und Unterstützung. Dabei ist es wichtig, nicht nur anders sein zu wollen, sondern auch zu wissen und herauszufinden, wohin die Reise gehen soll. > Akzeptanz, Seite 94

Medikamentöse Behandlungsmöglichkeiten

Das Borderlinesyndrom entzieht sich einer direkten Beeinflussung durch Psychopharmaka. Es gibt daher keinen Grund, Borderlinekranke per se mit Psychopharmaka zu behandeln. Diese Angabe steht in einem gewissen Gegensatz zur psychiatrischen Praxis. Hier finden sich gelegentlich medikamentöse Behandlungen mit vielen unterschiedlichen Präparaten, sogar in Höchstdosierungen. Solche Behandlungsregime haben in der Regel keinen medizinischen Nutzen und entstehen häufig auf dem Boden einer weitgehend verunglückten Zusammenarbeit zwischen Betroffenen und Helfenden.

Da die Borderline-Persönlichkeitsstörung mit einer Reihe anderer psychischer Erkrankungen auftritt, kann für die komorbiden Erkrankungen eine psychopharmakologische Behandlung sinnvoll sein, etwa mit Antidepressiva. Eine Langzeitbehandlung mit Psychopharmaka ist in der Regel nicht notwendig, zumal wegen der Neigung einiger Borderlinekranker zur übermäßigen und unkontrollierten Einnahme von Psychopharmaka Vorsicht geboten ist.

Eine spezifische medikamentöse Behandlung der Borderlinestörung gibt es nicht. Einzelne Symptome lassen sich jedoch durch Psychopharmaka bessern. Das rechtfertigt jedoch keine Dauer- oder Mehrfachbehandlung mit hohen Dosen von Psychopharmaka.

Umgang mit den Partnern und der Familie der Betroffenen

Das soziale Netz ist selbstverständlich in vielerlei Hinsicht mitbetroffen von vielen Borderline-Verhaltensweisen. Das folgende Beispiel aus einem Brief vermittelt eine Vorstellung davon.

BEISPIEL

»Meine Frau hat zwei Töchter in unsere Ehe mitgebracht. Hier geht es um die ältere von beiden (14). Sie ist sehr stark verhaltensauffällig. Sie ist gleichgültig, hochgradig aggressiv und provokativ, suchtgefährdet (sie ›schnüffelt‹ Deo), fällt von einem Gefühl ins Gegenteil, und zwar manchmal ohne einen für uns erkennbaren Grund. Ferner ist sie nicht auch nur ansatzweise zu einem ›geregelten‹ Leben zu bewegen (Schulbesuch etc.), und sie ist auch nicht in der Lage, Freundschaften über eine längere Zeit zu pflegen. Außerdem hat sie große Probleme mit der Körperhygiene.
Besonders ängstigt uns die Tatsache, dass sie sich die Arme aufritzt und offen mit Suizid droht. Es fällt auf, dass sie sich über gar nichts freuen kann. Wir sind sehr verunsichert zwischen einerseits dem Versuch, sie verstehen zu wollen, und andererseits dem Gefühl, es einfach nicht mehr durchstehen zu können. Wir haben mitunter das Gefühl, einfach müde zu sein, es nicht zu schaffen, diesem Kind gerecht zu werden. Alle Versuche, mit ihr mal etwas Angenehmes zu unternehmen, scheitern. Ich hoffe sehr, dass diese Aufzählung nicht zu ›chaotisch‹ war.«

Die Berücksichtigung und Einbeziehung des sozialen Netzes ist mittlerweile ein unverzichtbarer Bestandteil psychiatrischer Hilfen. Häufig stellen sich die Erfordernisse bei Borderlinekranken in einer spezifischen Form dar, denn anders als viele Menschen leben Borderlinekranke nur selten in wirtschaftlichen Abhängigkeitsverhältnissen. Gleichzeitig sind die mit der Problematik verbundenen Konflikte und die Schwierigkeiten der Bezugspersonen, mit der emotionalen Instabilität umzugehen, charakteristisch für die sozialen Beziehungen. Aber auch in diesen Fällen ist es generell sinnvoll, Kontakt zu dem sozialen Netz des Betroffenen aufzunehmen. Zuweilen zeigen sich dabei völlig desolate Beziehungsmuster, eine tiefe Verstrickung in Missverständnissen und offene Aggressionen.

Da Personen mit Borderline eben in der Regel nicht in Abhängigkeitsbeziehungen leben, müssen die hohen Autonomiewünsche des Betroffenen auf jeden Fall berücksichtigt werden. Allerdings setzt eine hilfreiche soziale Unterstützung gegenseitiges Verständnis und auch Wissen über den Charakter der Störung voraus. Dafür kann der Helfer werben und so möglicherweise den Dialog des Betroffenen mit wichtigen Bezugspersonen verbessern und intensivieren.

Angehörige wie Eltern oder Partner brauchen oft selbst Hilfe.

Eine besondere Fragestellung stellt die Elternschaft von Borderlinekranken dar. Hier kann die Impulsivität (emotionale Instabilität), aber auch der Perfektionismus aufgrund der Selbstbildstörung ein Problem darstellen und Hilfestellungen erfordern. Fehlt im Verhalten der Eltern die Zuverlässigkeit, kommt es bei den Kindern oft zu einer Rollenumkehr oder ebenfalls zu instabilem Verhalten. Die Gewährleistung von Hilfe ist nicht immer einfach, weil es auch zu stressreichen Interaktionen kommen kann und die Kompetenz der betroffenen Eltern von den Helfern dabei unterschätzt wird. Selbstverständlich bedeutet eine Borderlinestörung keinen grundsätzlichen Verzicht auf eigene Kinder.

Behandlungs- und Betreuungssettings

Beim Umgang mit Borderlinekranken ist der Kontext, in dem die Hilfe stattfindet, von immenser Bedeutung. Nicht jeder Kontext stellt sich als geeignet heraus, manche können sogar schaden. Wichtig ist die Frage, wie der jeweilige Kontext für eine günstige Entwicklung genutzt werden kann und welche Schwerpunkte in den einzelnen Settings in den Vordergrund gerückt werden sollten. Außerdem ergeben manche Hilfeformen nur dann einen Sinn, wenn sie mit anderen Hilfen vernetzt sind.

Stärker als beim Umgang mit anderen seelischen Erkrankungen muss bei Borderline die Wahrung von Eigenverantwortung und Autonomie im Mittelpunkt der Hilfe stehen. In diesem Sinne ist die Hilfe aktiv und fordernd, weniger gewährend und abwartend. Das Ziel ist es, die Lösung der mit der Störung verbundenen Probleme und Schritte zur Entwicklung einer angemessenen Lebensqualität zu erarbeiten. Im Zentrum steht daher die Therapie als eine *zeitlich begrenzte* und zunächst *psychotherapeutische*, dann eher *beratende* Hilfe. Natürlich kann darüber hinausgehende Hilfe erforderlich werden, beispielsweise bei der beruflichen Integration und auch bei der sozialen Ablösung vom Elternhaus, aber auch hier ist eine zeitlich klar befristete Struktur ratsam.

LEBENSQUALITÄT In Bezug auf die Lebensqualität brauchen Borderlinekranke nur selten so etwas wie soziale Schonräume, zumal diese zuweilen die Gefahr bergen, dass sich gerade darin die destruktiven Anteile breitmachen. Hilfe soll bei den konstruktiven Anteilen der Betroffenen ansetzen. Die Auswirkungen der Borderlinestörung auf die soziale Integration und das soziale Netz sowie die Anfälligkeit für körperliche Erkrankungen im weiteren Verlauf macht zudem eine vorausschauende Hilfe erforderlich, etwa bei der Pflege der Sozialbeziehungen, der Ernährung und dem Umgang mit dem eigenen Körper.

Es ist durchaus umstritten, ob Borderlinekranke in spezialisierten Settings behandelt werden sollen oder nicht. So oder so bedingen die Besonderheiten bei der Beziehungsgestaltung eine gründliche Vorbereitung der Helfenden auf die Entwicklung einer angemessenen Haltung. Die aus einer solchen Einstellung resultierende Erfahrung kann vor ungünstigen Verwicklungen mit den Betroffenen schützen und einer resignierten, ablehnenden Haltung vorbeugen.

Spezialisierte Settings haben den Vorteil, dass Krankheits- und Lösungskonzepte durch gegenseitigen Erfahrungsaustausch der Betroffenen besser vermittelt werden können. Der Nachteil besteht darin, dass dabei nicht unbedingt ausschließlich die positiven Informationen kommuniziert werden. So kann der Austausch von Suizidideen durchaus eine suggestive Wirkung haben.

Ambulante Versorgung

Der Schwerpunkt der Therapie bei Borderlinestörungen liegt in der ambulanten Therapie, in der Beratung und in sozialer Unterstützung – das gilt insbesondere für den psychotherapeutischen Einzelkontakt. Die Überwindung der Störung erfordert ein Wechselspiel von Reflexion und Erfahrungsbildung in einer zeitlichen Ausdehnung, die allein in einem ambulanten Setting zu gewährleisten ist. Dazu brauchen Borderlinekranke allerdings einen »komplexen« Behandlungsansatz, bei dem verschiedene Hilfeformen kombiniert werden. Auch der Aufbau eines stabilen Vertrauensverhältnisses zu den Helfern, die eine wesentliche Grundlage für Einstellungs- und Verhaltensänderung darstellen, ist eigentlich nur so denkbar. Gerade bei der Bearbeitung einer Posttraumatischen Störung, die zunächst eine Phase der Stabilisierung erfordert, erscheint eine stabile ambulante Helferbeziehung unbedingt erforderlich. Leider jedoch fehlen in vielen Regionen hinreichende Voraussetzungen für eine qualifizierte ambulante Versorgung, wobei sich viele niedergelassene Psychotherapeuten inzwischen entsprechend fortgebildet haben.

Für die ambulante Versorgung erscheint eine Kombination von Einzel- und Gruppenaktivitäten hilfreich. Gruppenaktivitäten eignen sich besonders für die übenden Verfahren und zur Bahnung und Förderung von Selbsthilfepotenzialen. Im Einzelkontakt kann der Umgang mit Beziehungen und die Korrektur der Wahrnehmung und Bewertung von Alltagssituationen angegangen werden.

KRISENMANAGEMENT Eine wichtige Voraussetzung für ambulante Hilfe ist ein sorgfältig ausgehandeltes Krisenmanagement. Dies sollte zunächst der Gefahrenabwehr dienen, kann aber auch für die Eingrenzung therapiegefährdenden Verhaltens nützlich sein. Dazu gehören Vereinbarungen zum Umgang mit Suizidalität und selbstverletzendem Verhalten. Auch hier aber gilt: Die Eigenverantwortung der Betroffenen steht im Vordergrund. Ohnehin haben die verlässlichen Vereinbarungen zur Therapie einen hohen Stellenwert. Kommt es zu gut ausgehandelten Vereinbarungen und sind damit die Grundlagen der Therapie geklärt, so ist dies auch die Basis für eine stabile und fruchtbare Zusammenarbeit.

Oftmals fällt es ambulant arbeitenden Helfern schwer, die für die Hilfe notwendige Supervision zu bekommen. Ebenso ist der Austausch mit anderen Helfern nicht immer gewährleistet. Hier kann die Einrichtung lokaler Netzwerke notwendig sein.

Bei der Betreuung von Borderlinekranken ist eine ambulante Therapie anzustreben. Im ambulanten Setting steht der Aufbau einer (langfristigen) vertrauensvollen und stabilen Beziehung im Mittelpunkt. Die Hilfe sollte unterschiedliche Hilfeformen enthalten.

Stationäre Versorgung

Borderlinekranke werden in allgemeinpsychiatrischen Kliniken und Abteilungen, in psychiatrischen Tageskliniken, in psychosomatischen Fachkliniken und in Kliniken der Suchtkrankenhilfe stationär behandelt. Ein spezifisches Behandlungssetting ist noch nicht in allen Regionen vorhanden, auch wenn schon seit geraumer Zeit viele neue spezifische stationäre Behandlungsangebote etabliert worden sind.

Stationäre Behandlungen sind durch ihre zeitliche Befristung grundsätzlich nicht geeignet, längerfristige und stabile therapeutische Bindungen aufzubauen. Vielmehr dienen stationäre Behandlungen der Krisenintervention, der Vorbereitung und Unterstützung einer längerfristigen ambulanten Psychotherapie, der Vermittlung eines lösungsorientierten Krankheits- und Therapiemodells sowie dem Training von Fertigkeiten. Die Möglichkeiten und Grenzen stationärer Behandlung sollten sich in den Therapievereinbarungen wiederfinden. Unter Umständen kann eine von *vornherein* abgestimmte zeitliche Begrenzung hilfreich sein.

Gerade stationäre Behandlungssettings sind anfällig für Entgleisungen, wozu der eingeschränkte Umgang mit Verantwortung und der medizinische Kontext beitragen. So finden Borderlinekranke in stationären Settings einen Rahmen vor, der zwar die Risiken von Selbstverletzungen minimiert, die fatale Folge davon kann allerdings eine explosionsartige Zunahme von Selbstverletzungen sein. Folgenreich sind auch Eskalationen subtiler Kontroll- und Machtkämpfe, die mitunter mit großer Verbissenheit auf beiden Seiten geführt werden und Merkmale einer Hospitalisierung tragen. Die Konsequenzen solcher Eskalationen sind teilweise extreme Einschränkungen der therapeutischen Handlungsmöglichkeiten oder maßlose medikamentöse Behandlungsversuche. Besonders anfällig für solche Konstellationen sind geschlossene Kriseninterventionsstationen. Daher sollten Borderlinekranke nur in Ausnahmefällen in einem solchen Setting behandelt werden.

Beim Umgang mit den Betroffenen kommt dem Team eine wesentliche Bedeutung zu. Die Teamentwicklung muss deshalb besonders sorgfältig beobachtet und gegebenenfalls supervidiert werden. >Teamarbeit, Seite 129

Die Vermittlung nachvollziehbarer Krankheits- und Therapiemodelle ist wichtig. Theoretisches Wissen und spezielle konzeptionelle Überlegungen bilden hierzu die Voraussetzungen.

Stationäre Behandlungen dienen vorrangig der Krisenintervention, aber auch der intensiven Durchführung übender Verfahren (Skills-Training).

Einrichtungen der Rehabilitation und der Eingliederungshilfe

Borderlinekranke Personen fragen zunehmend Leistungen der Eingliederungshilfe und Rehabilitation nach oder werden von Therapeuten vermittelt. Dort, etwa im Betreuten Wohnen oder in Wohneinrichtungen, stellen die Betroffenen die Helfer vor völlig neue Anforderungen, zumal sie Hilfen oft sehr »aktiv« einfordern. Beim Helfer werden Fragen nach einer hilfreichen Haltung diesen Klienten gegenüber und nach dem geeigneten Setting aufgeworfen. In vielerlei Hinsicht ist der Umgang mit Borderlinekranken in diesen Zusammenhängen schwieriger als bei der ambulanten oder stationären Behandlung. Das hat verschiedene Gründe.

Zum einen sind insbesondere die Maßnahmen zur Eingliederungshilfe nur ungenau zeitlich bestimmt und Hilfestellung und Alltagsbewältigung sind eng ineinander verschränkt. Will der Helfer eine Art Rund-um-die-Uhr-Therapie vermeiden, muss er quasi zwei Umgangsstile entwickeln: einen therapeutischen und einen alltäglichen.

Zum anderen kommt hinzu, dass in solchen Einrichtungen Borderlinekranke mit anderen Patientengruppen der psychosozialen Versorgung zusammenkommen, sodass die unterschiedlichen Interessen, Bedürfnisse und auch Verletzlichkeiten aufeinanderstoßen. So kann es durchaus passieren, dass ein Borderlinebetroffener ein ganzes Wohnheim für psychisch Kranke in Atem hält. Die Entwicklung destruktiver Konflikte und damit individuelle Krisen sind möglich.

Borderlinekranken fällt es gelegentlich schwer, die Strukturen einer Einrichtung und die Einschränkungen der Autonomie durch strikte Regeln zu akzeptieren. Gelegentlich führt etwa der Missbrauch von Alkohol und Drogen zu Schwierigkeiten im Zusammenleben. Ohnehin: In komplementären Einrichtungen ist die Verantwortlichkeit der Helfenden ähnlich angelegt wie in stationären Einrichtungen. Dies kann zu Schwierigkeiten beim Krisenmanagement führen und sogar die Krise zum strukturierenden Element der Beziehung werden lassen.

Trotz dieser Risiken kann natürlich auch in Einrichtungen der Rehabilitation die Integration dieser Personen gelingen und eine Basis für eine positive Entwicklung gelegt werden. Die Helfer und die Institution müssen sich aber zuvor mit dem Thema auseinandersetzen und konzeptionelle, programmatische Fragen und die Zielsetzung klären.

Auch hier gilt der Grundsatz, dass ambulante Angebote stationären vorzuziehen sind.

Bei der Integration von Menschen mit einem Borderlinesyndrom in Rehabilitationseinrichtungen sind sorgfältig ausgehandelte Vereinbarungen besonders wichtig. Die Absprachen für Krisen sind hierbei ein unverzichtbares Element, ebenso Vereinbarungen zum Umgang mit freier Zeit. Viele Borderlinekranke können schlecht allein sein, sind schnell gelangweilt und beschäftigen sich dann vermehrt mit destruktiven Impulsen. Das kann insbesondere an Wochenenden zu einem Problem werden. Vereinbarungen zu diesem Thema sollten immer von dem Prinzip der Autonomie und Eigenverantwortung ausgehen und vorbeugend angelegt sein. Der Umgang mit freier Zeit und dem Alleinsein ist ein wichtiges Lernziel.

Bei Eingliederungsmaßnahmen müssen (psycho-)therapeutische Maßnahmen und Anforderungsbewältigungen voneinander unterschieden werden. Die Entwicklung sozialer Nischen sollte vermieden werden.

Ausgewählte Literatur

ALLEN, J. G.; FONAGY, P. (2016): Mentalisierungsgestützte Therapie: Das MBT-Handbuch – Konzepte und Praxis. Stuttgart.

BLUM, N.; BARTELS, N. F.; JOHN, D. S. u. a. (2009): STEPPS bei Borderline. Emotionale Krisen bewältigen, Probleme lösen, Alltag gestalten, Beziehungen aufbauen. Bonn.

BOHUS, M. (2002): Borderline-Störung. Göttingen.

BOHUS, M.; REICHERZER, M. (2012): Ratgeber Borderline. Göttingen.

BOHUS, M.; WOLF-AREHULT, M. (2018): Interaktives Skillstraining für Borderline-Patienten: Das Therapeutenmanual. Stuttgart.

BUCHHEIM, P.; JANSSEN, P. L. (2007): Psychotherapie der Borderline-Störungen. Stuttgart.

DULZ, B.; HERPERTZ, S. (2011): Handbuch der Borderline-Störung. Stuttgart.

FONAGY, P.; GERGELY, G.; JURIST, E. L. u. a. (2006): Affektregulierung, Mentalisierung und die Entwicklung des Selbst. Stuttgart.

FONAGY, P.; BATEMAN, A. W. (2014): Psychotherapie der Borderline-Persönlichkeitsstörung. Ein mentalisierungsgestütztes Behandlungskonzept. Gießen.

GRAWE, K. (1998): Psychologische Therapie. Göttingen.

GRAWE, K. (2004): Neuropsychotherapie. Göttingen.

JACOB, G.; ARNTZ, A. (2015): Schematherapie in der Praxis. Weinheim.

KERNBERG, O. F. (2008): Psychodynamische Therapie bei Borderline-Patienten. Bern u. a.

KERNBERG, O. F. (2015): Schwere Persönlichkeitsstörung: Theorie, Diagnose, Behandlungsstrategien. Weinheim.

Kernberg, O. F.; Dulz, B.; Sachsse, U. (2000): Handbuch der Borderline-Störungen. Stuttgart.

Knuf, A. (Hg.) (2011): Leben auf der Grenze. Erfahrungen mit Borderline. Bonn.

Knuf, A. (Hg.) (2012): Gesundung ist möglich! Borderline-Betroffene berichten. Bonn.

Knuf, A.; Tilly, C. (2019): Borderline. Das Selbsthilfebuch. Bonn.

Kreger, R.; Mason, P. T. (2014): Schluss mit dem Eiertanz. Ein Ratgeber für Angehörige von Menschen mit Borderline. Bonn.

Kreisman, J. J.; Straus, H. (2012): Ich hasse dich, verlass mich nicht. Die schwarzweiße Welt der Borderline-Persönlichkeit. München.

Linehan, M. (2016): Handbuch der Dialektisch-Behavioralen Therapie: Skills-Training. Manual (Bd. 1) sowie DBT-Arbeitsbuch: Handouts und Arbeitsblätter (Bd. 2). München.

Rahn, E. (2013): Borderline. Ein Ratgeber für Betroffene und Angehörige. Bonn.

Reddemann, L. (2017): Imagination als heilsame Kraft. Zur Behandlung von Traumafolgen mit ressourcenorientierten Verfahren. Stuttgart.

Rohde-Dachser, C. (2004): Das Borderline-Syndrom. Bern u. a.

Sachse, R.; Breil, J. (2018): Klärungsorientierte Psychotherapie der Borderline-Persönlichkeitsstörung. Göttingen.

Sachsse, U. (2002): Selbstverletzendes Verhalten. Göttingen.

Sender, I. (2000): Ratgeber Borderline-Syndrom. Wissenswertes für Betroffene und Angehörige. München.

Smith, M. (2009): Hilfen für Menschen mit selbstverletzendem Verhalten. Arbeitsbuch. Bonn.

Yeomans, F. E.; Clarkin, J. F. (2017): Übertragungsfokussierte Psychotherapie für Borderline-Patienten: Das TFP-Praxismanual. Stuttgart